ファシリテーターに必要なスキル一覧

準備

シナリオ作成
- ❶ 学習者のニーズとレディネスを的確にとらえるスキル
- ❷ ニーズにフィットしたシナリオを作り上げるスキル
- ❸ 振り返り（デブリーフィング）の準備をするスキル
- ❹ ファシリテーター側でビジョンを共有するスキル

シミュレーション当日

ブリーフィング
- ❺ 積極的な参加を促すスキル
- ❻ 緊張をほぐす・集中を高めるスキル
- ❼ 関心を引き出すスキル
- ❽ 心理的負担を和らげるスキル
- ❾ 学習の場の価値を高めるスキル

セッション
- ❿ 集中できる学習環境を維持するスキル
- ⓫ 学習者の動きを読む・促進するスキル
- ⓬ 振り返り（デブリーフィング）につなげるスキル

デブリーフィング
- ⓭ 学習姿勢を切り替えるスキル
- ⓮ 行動や思考を「見える化」するスキル
- ⓯ 問いを投げかけるスキル
- ⓰ 「場の力」を利用するスキル
- ⓱ 看護実践につなぐスキル

Chapter 1
Chapter 2
Chapter 3
Chapter 4

JN162745

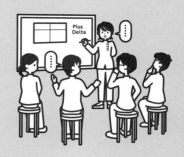

シミュレーション教育の
効果を高める

Facilitator's
Skills & Tips
for Effective Simulation-based
Education

ファシリテーター
Skills & Tips

内藤知佐子／伊藤和史

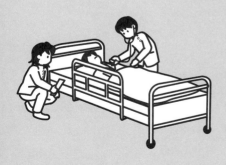

医学書院

著者紹介

内藤知佐子(ないとう・ちさこ)

京都大学大学院医学研究科生活習慣病看護学分野研究員。国際医療福祉大学保健学部看護学科卒業後、東京大学医学部附属病院勤務。2008年新潟県立看護大学大学院看護学修士課程修了。同年より京都大学医学部附属病院看護部管理室教育担当。2010年より同病院総合臨床教育・研修センター助教。教育統括部門において看護教育およびシミュレーション教育を担当。2020年より現職。看護や教育の魅力を後進に伝える、"愛のある学びの循環"を図る指導を心掛けている。

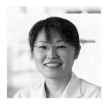

伊藤和史(いとう・かずし)

京都大学医学部 医学教育推進センター／京都大学医学部附属病院総合臨床教育・研修センター 特定教授。日本循環器学会専門医、日本高血圧学会指導医、抗菌化学療法指導医(日本化学療法学会)、ICD、日本感染症学会、日本医学教育学会その他多数に所属。聖隷浜松病院総合診療内科部長、大阪府済生会中津病院臨床教育部長などを経て2013年より現職。初期研修医、医師などの卒後教育、血管アクセスデバイス(VAD)のハンズオンセミナーや人材育成などのシミュレーション教育に従事。

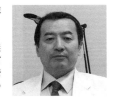

シミュレーション教育の効果を高める
ファシリテーターSkills & Tips

発　行　2017年 3月15日　第1版第1刷 ©
　　　　2021年 4月 1日　第1版第4刷

著　者　内藤知佐子・伊藤和史
発行者　株式会社　医学書院
　　　　代表取締役　金原　俊
　　　　〒113-8719　東京都文京区本郷 1-28-23
　　　　電話　03-3817-5600(社内案内)

印刷・製本　アイワード

本書の複製権・翻訳権・上映権・譲渡権・貸与権・公衆送信権(送信可能化権を含む)は株式会社医学書院が保有します。

ISBN978-4-260-03014-4

本書を無断で複製する行為(複写，スキャン，デジタルデータ化など)は，「私的使用のための複製」など著作権法上の限られた例外を除き禁じられています．大学，病院，診療所，企業などにおいて，業務上使用する目的(診療，研究活動を含む)で上記の行為を行うことは，その使用範囲が内部的であっても，私的使用には該当せず，違法です．また私的使用に該当する場合であっても，代行業者等の第三者に依頼して上記の行為を行うことは違法となります．

|JCOPY|〈出版者著作権管理機構 委託出版物〉
本書の無断複製は著作権法上での例外を除き禁じられています．複製される場合は，そのつど事前に，出版者著作権管理機構(電話 03-5244-5088，FAX 03-5244-5089，info@jcopy.or.jp)の許諾を得てください．

はじめに

シミュレーション教育は「人」が教材

　この本を手にとっていただき、ありがとうございます。

　最近は、なんでもシミュレーションだなと感じることも多いのではないでしょうか。シミュレーション教育を新しい教育手法としてとらえている方もいると思いますが、実は看護の世界では以前からシミュレーション教育を取り入れ人材育成を行っていたのです。

　現代のシミュレーション教育の過去との大きな違いは、教授システム学や教育学、心理学などさまざまな他領域の学問を積極的に取り入れ、理論やモデルに基づいた教授設計がなされている点です。また、技術の進歩に伴いシミュレーターも高度化し、人工知能の搭載で会話ができるものまで登場しました。さらには、医療安全への意識が高まる中、各施設においてシミュレーションセンターが開設され、よりリアルな環境でのトレーニングが可能となりました。

　海外では、シミュレーションで急変対応トレーニングを行っている診療科を対象に、医療過誤保険の掛金を減額する保険会社もあり、その地位が確立してきています。

　ただし、あらゆるハイレベルな環境が整っていたとしても、それを使いこなす指導者が育っていなければ、十分な教育効果を引き出すことは難しいのです。そこで、今注目されているのが「ファシリテーター」であり「ファシリテーション」なのです。

　ファシリテーターとは教師でも指導者でもなく、「集団による知的相互作用を促進させるようプロセスを管理し、チームの成果が最大になるよう中立的立場で支援する人」のことをいいます。

　当然、「教えてやる」という上から目線は NG です。ファシリテーターはあくまで黒子であり、そこに関わる一人ひとりが自分で考え、学び、気づき、想像する"きっかけ"を投げかけることによって、

学習者が主体的に取り組めるよう環境を調整していきます。最終的に学習者が「自分たちで成し遂げた！」と思えることこそが、シミュレーション教育における大成功なのです。
　ファシリテーションという概念を、日本に広めた中野民夫氏は、ファシリテーターを「愛をもって見守る人」と表現しています[*1]。参加者（学習者）に対し愛情、つまりは関心をもちつつ、関わるべきときには関わり、待つべきときには待つという姿勢が大切なのです。
　それでは、その「見守る愛」を発揮するために、教育におけるファシリテーションには具体的にどのようなスキルが必要なのでしょうか。いわゆる、一般的な教育のファシリテーションスキルとしては、大きく3つ、❶場づくり（関係構築力）、❷"きく"スキル（傾聴力と発問力）、❸デザインする力（構成力）が挙げられています[*2]。
　本書では、これらファシリテーションスキルを、「看護教育におけるシミュレーション」のファシリテーターに求められるスキルとして焦点化し、私自身の実践に基づいてまとめました。もちろん、本書の内容も、シミュレーションだけでなく日常の指導場面や会議、授業、または旅行や子育てなど日常生活の中でも広く活用できるスキルになっています。
　シミュレーションも教育も、「人」こそ宝であり、あなた自身が貴重な教材です。ぜひ、ファシリテーターとしてスキルアップしていきましょう。
2017年2月

内藤知佐子

[*1]　中野民夫：ファシリテーション革命，岩波書店，2003
[*2]　石川一喜，小貫仁編：教育ファシリテーターになろう！――グローバルな学びをめざす参加型授業，弘文堂，2015

目次

はじめに…シミュレーション教育は「人」が教材…………………………… iii

Prologue
学習者の主体性を引き出す指導者像

1　今、なぜ看護教育に「ファシリテーターマインド」が必要なのか ….. 2
2　指導者の樹──やっぱり根っこが大事 …………………………… 4
3　ファシリテーター型指導者になるための7つの心構え…………… 5
4　知っておきたい成人教育の5つのコツ …………………………… 11
★本書の構造と読み方…………………………………………………… 18

Chapter 1
シナリオ作成

- ■ シナリオ作成の手順とスキル活用マップ………………………… 22
- ■ シナリオサンプル…………………………………………………… 24
- ■ シナリオ作成に必要なスキル……………………………………… 29

skill ① 学習者のニーズとレディネスを的確にとらえるスキル …. 30
- -1　インシデントレポートを調査する ……………………………… 34
- -2　具体的なアンケートをとる ……………………………………… 36
- -3　「現場が何を求めているか」を調査する ……………………… 40

skill ② ニーズにフィットしたシナリオを作り上げるスキル ……… 45
- -1　教材を見直す ……………………………………………………… 46
- -2　既存シナリオを使いこなす ……………………………………… 50

	-3	目標の「動詞表現」にこだわる	52
	-4	スモールステップを抽出する	55
	-5	学習環境をコーディネートする	57
	-6	グループサイズを考える	63
	-7	空間デザインを考える	67

skill 3 振り返り（デブリーフィング）の準備をするスキル……… 72

- -1 デブリーフィングガイド作成のポイントを押さえる……… 76
- -2 構造的な枠組みを活用する……… 78
- -3 失敗例を知っておく……… 79
- -4 「問い」の切り口を具体的にしておく……… 85
- -5 評価方法を選択する……… 88
- -6 学習者目線でテストランしてみる……… 91

skill 4 ファシリテーター側でビジョンを共有するスキル……… 95

- -1 指導者間でゴールを共有しておく……… 96
- -2 協力的ではない人の協力を引き出す……… 97

Chapter 2 ブリーフィング

■ ブリーフィングの手順とスキル活用マップ……… 100

■ ブリーフィングに必要なスキル……… 102

skill 5 積極的な参加を促すスキル……… 103

- -1 安心・安全な学習の場をつくる……… 104
- -2 チームで学ぶ雰囲気をつくる……… 105
- -3 体験型学習のための姿勢を整える……… 107
- -4 消極的な学習者をフォローする……… 109

skill 6 緊張をほぐす・集中を高めるスキル……… 113

- -1 テーマにつながるアイスブレイクを選択する……… 114
- -2 学習者の状況でアイスブレイクを使い分ける……… 116
- -3 チームビルディングを意識する……… 119

- -4 学習の意義とグランドルールを伝える……………………………………… 121
- -5 学習環境の説明を十分に行う ………………………………………………… 124
- -6 シミュレーターや模擬患者に触れてもらう………………………………… 126

Skill 7 関心を引き出すスキル …………………………………………… 128
- -1 学習者に「ワクワク」を起こす ……………………………………………… 130
- -2 目標を意識しやすくする ……………………………………………………… 132
- -3 目標を復唱してもらう ………………………………………………………… 134

Skill 8 心理的負担を和らげるスキル …………………………………… 137
- -1 トップバッターを適切に指名する …………………………………………… 138
- -2 「作戦会議」をしてもらう …………………………………………………… 141

Skill 9 学習の場の価値を高めるスキル ………………………………… 143
- -1 学習者に対する期待を示す …………………………………………………… 144
- -2 「振り返り」を意識させる …………………………………………………… 145

Chapter 3 セッション

- ■ セッションの手順とスキル活用マップ ………………………………………… 150
- ■ セッションに必要なスキル ……………………………………………………… 152

Skill 10 集中できる学習環境を維持するスキル ……………………… 153
- -1 スムーズにストーリーを始める ……………………………………………… 154
- -2 タイミングよくキューイングを行う ………………………………………… 156
- -3 威圧感を与えない ……………………………………………………………… 158
- -4 説明の抜けをフォローする …………………………………………………… 159
- -5 想定外のアドリブに対応する ………………………………………………… 161
- -6 積極的すぎる学習者をうまくフォローする ………………………………… 162

Skill 11 学習者の動きを読む・促進するスキル ……………………… 164
- -1 動きが止まったら「促進」する ……………………………………………… 165
- -2 「待つ時間」を大切にする …………………………………………………… 168
- -3 模擬患者の演技で促進する …………………………………………………… 169

- -4 セッションを止めるべきときを見極める ················· 170
- **skill 12 振り返り（デブリーフィング）につなげるスキル**········· **171**
  - -1 学習者の「感覚」を引き出す声掛けをする ················ 172
  - -2 ビデオ／メモを活用する ································ 173

Chapter 4
デブリーフィング

- ■ デブリーフィングの手順とスキル活用マップ ················ 176
- ■ デブリーフィングに必要なスキル ·························· 178
- **skill 13 学習姿勢を切り替えるスキル**···························· **182**
  - -1 感情を吐き出してもらう ································ 183
  - -2 目標を再確認する ······································ 184
- **skill 14 行動や思考を「見える化」するスキル**···················· **185**
  - -1 枠組み（Plus/Delta、GAS法）を使う ···················· 186
  - -2 整理するツール（ホワイトボード等）を活用する ·········· 189
  - -3 ビデオ映像は部分的に活用する ·························· 191
  - -4 図解のツールで整理する ································ 192
  - -5 問題解決のプロセスを段階的に振り返る ·················· 195
- **skill 15 問いを投げかけるスキル**································ **197**
  - -1 「構造」と「軸」を意識して問いを展開する ················ 198
  - -2 発言の多様性を受け入れる ······························ 202
  - -3 認識していない思考に焦点を当てる ······················ 204
  - -4 感情に焦点を当てる ···································· 207
  - -5 生活体験を土台に問いかける ···························· 212
- **skill 16 「場の力」を利用するスキル**······························ **214**
  - -1 協同学習の技法で全員を巻き込む ························ 215
  - -2 承認欲求を満たす声掛けをする ·························· 218
  - -3 発言する学習者の様子を見極める ························ 220

Skill 17 看護実践につなぐスキル……………………………………… 223
- -1 行動レベルで確認する………………………………………………… 224
- -2 「間違い」はもち帰らせない ………………………………………… 227
- -3 看護のプロは何をするのかを伝える………………………………… 229
- -4 成功体験として研修を締めくくる…………………………………… 231
- -5 事後課題を投げかける………………………………………………… 233

Epilogue ファシリテーターの質向上のために

1　ファシリテーターのガイドラインと評価ツールの紹介………… 236
2　ファシリテーター自身の振り返りで大事にしたいこと………… 243

協力者一覧 ……………………………………………………………………… 246
謝辞 ……………………………………………………………………………… 247
付録　アイスブレイク集……………………………………………………… 248
索引 ……………………………………………………………………………… 250

ブックデザイン・イラスト:Zippy Design（永井むつ子）

Prologue
学習者の主体性を引き出す指導者像

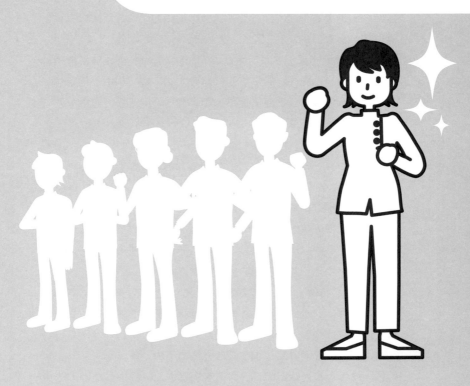

1. 今、なぜ看護教育に「ファシリテーターマインド」が必要なのか

　皆さんは、どのような看護職を育成したいでしょうか。どんな指示にも、従順に従う人材ですか。それとも、自律的・主体的に課題に取り組む人材でしょうか。

　指示をしないと動けない人材ばかりでは、指導者側が疲弊してしまいますね。今、求められているのは、自ら考え、動ける実践力のある看護職です。そのような実践力を育むために指導者に求められるのが、「ファシリテーターマインド」です。

　ファシリテーターマインドとは、「あくまでも答えは学習者の中にある」と考え、共に学ぶ姿勢を大切にし、相手と場を信じ、言葉をつなぎ、ときに揺さぶるような問いを投げ掛けながらも、中立的な立場で関わっていく"新しい指導者の在り方"です（「ファシリテーションは指導ではない」という定義からすると語弊はありますが、教育におけるファシリテーションスキルを解説する本書では、立場を表す意味で「指導者」「学習者」という表現を使っていきます）。

　看護の現場は、つねに判断が求められます。的確に情報収集を行い、前後の状況や対象の個別性もふまえながらアセスメントを行っていかなければなりません。そして、すぐには答えが出ない問いに出くわすことも多くあります。

　「こうあらねば」「こうあるべき」という自分自身の中にある強い規範は、ときに柔軟な思考を妨げ、選択肢を狭めてしまいます。そればかりか、こちらの価値観を相手に押しつけ、それを選ぶように仕向けてしまうことさえあるのです。

　個別性をふまえた質の高いケアを患者さんに提供したい、そのような看護を提供できる看護職を育てたいと考えるならば、「相手の奥底に眠る思いやニードを顕在化させ、よりよい方向へ進めるようサポートしよう」というマインドとスキルが重要

です。

　このように、実践力の高い、多種多様な課題を協働しながら解決していく仲間を育成するときにこそ指導者に求められるのが、ファシリテーターマインドとスキルなのです。これは、本書で紹介するシミュレーション教育以外のあらゆる看護教育の場面でも大切になってくることです。

　それでは、人材育成において、どのような関わり方がファシリテーターには求められているのでしょうか。私は、これからの指導者に求められるファシリテーターの心構えとして、7つの柱を考えました（下の表）。その前にまずは、「指導者の樹」から皆さんに紹介したいと思います。

ファシリテーター型指導者になるための7つの心構え

1　人は必ず「○○○」

2　教育の完結は「○○」が変わること

3　教育の中心は「○○○」

4　学習者は「○○○」をもった存在

5　われわれの重要な仕事は学習者の「○○」と「○○」を引き出すこと

6　われわれの立ち位置は「○○○」

7　自らが「○○基地」となり、信じて待つこと

2. 指導者の樹
――やっぱり根っこが大事

　1本の樹が立っています。樹で、一番大切なところは、どこでしょうか？　そうですね、根です。根が太く丈夫でないと、樹は倒れてしまいます。

　この指導者の樹の根の部分に当たるのが、「マインド」の具体であり、次項で述べる「ファシリテーター型指導者になるための7つの心構え」です。

　そして枝葉の部分は、本編で紹介していくスキルになります。つまりHow toの部分ですね。

　よく見かけるのは、How toばかりが大きくなって今にも倒れそうな樹＝指導者です。根を十分に広げ、張っていなければ、せっかくのノウハウ（スキル）も活かされません。

　そして、幹も大事な部分です。ここは何に当たると思いますか？

　そうです、看護観や教育観、さまざまな「観」が入ります。根から栄養分や水分を吸収し、その人の価値観を通してそれらは枝葉となり、学習者に提供されるわけです。同じように、こ

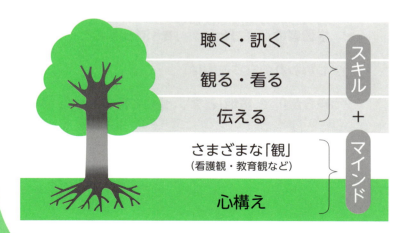

の幹の部分も十分に育っていなければ、薄っぺらで表面的な関わりになります。

　急がば回れ。まずは根っこの部分、土台作りから固めていきましょう。

3. ファシリテーター型指導者になるための7つの心構え

　著者が考える、ファシリテーター型指導者になるための7つの心構えを紹介します。○(マル)の中にどんな言葉が入るか、考えながら読み進めてください。

1　人は必ず「○○○」

　人は一生成長する生き物、という表現もありますね。答えは「伸びる」です。

　皆さんは、ピグマリオン効果という言葉を聞いたことがあるでしょうか（詳細 P144 参照）。別名、教師期待効果やローゼンタール効果とも呼ばれています。これは、教師がその学生を「伸びる」と信じると、不思議なことにその学生の成績が向上するという実際の実験結果に基づいたものです。

　それでは「伸びる」と信じた教師は学生に対し、一体、何を行ったのでしょうか。実は、「期待のこもった眼差し」を向けたそうです。すると学生は、先生に期待されている自分を感じ、そのことで行動変容が促されたのです。

　人間は相互作用の中で生きています。自分の成長を信じて見守ってくれている人の存在を感じると、自然と応えようとするものなのです。実は私自身も昔は飲み込みの悪い、手のかかる

新人看護師でした。それなりに成長できたのは、いつも温かく見守ってくれた先輩や上司、両親の存在のお蔭です。

　身長の伸び方に個人差があるように、スキル習得や内面の成長にも個人差があります。その成長が1年後なのか、5年後なのか、そこがわからないからイライラしてしまうことも多いのかもしれません。人は必ず伸びると信じて待ちましょう。

2 教育の完結は「○○」が変わること

　さて、○（マル）の中に入る2文字は何でしょうか。相手？　それとも自分でしょうか。

　退院指導の場面を想像してください。皆さんは、誰にでも同じ指導をしていますか。それとも、対象に合わせて方法を変えているでしょうか。そのやり方を変えているのは、誰ですか。

　そうです、患者さんに合わせて方法を変えているのは、「自分」ですね。「相手に変わってもらえるように指導・教育すればいいんじゃないの」と疑問に思う方もいるでしょう。しかし、指導だけで相手の行動を変えることは、至難の業です。まずは自分がやり方を変え、相手の行動変容を促します。行動変容が見られたら、その行動を強化し、定着できるようさらに自分のやり方を変えてアプローチをし続けるのです。

　誰にでも変われるチャンスがあります。自分が変わると、不思議と周囲も変わります。次第にその相互作用が面白くなっていきます。そうはいっても、何十年も貫いてきた自分の教育方法を今さら変えるのには大きなエネルギーがいることです。決して一気に大きく変えようとしないでください。自分と相談し、できそうなことから一つひとつ取り組んでみましょう。

3 教育の中心は「○○○」

　医療が患者中心であるように、教育の中心は「学習者」です。教える側がやりたい研修をするのではなく、学習者のニーズに応じた研修を行う必要があります。一方的な教育は指導者の自己満足に過ぎず、非効果的です。学習者のニーズをとらえ、学習者のレベルに応じ、しっかりと内容を届けられるような工夫をしましょう。

4 学習者は「○○○」をもった存在

　一体、学習者は何をもっているのでしょうか。そうです、「可能性」です。どんな可能性を秘めているかは、全くの未知数です。
　個人でいるときには今一つぱっとしなくても、小集団での活動を通して、メンバーシップやリーダーシップを発揮する人もいますね。あるいは、集団よりも個人のときに、院内ではなく院外で、その可能性を開花させる人もいます。
　場や環境によって、その人の可能性は無限大なのです。さまざまな場や機会を提供し、その学習者にはどのような可能性が秘められているのかを見守りましょう。

5 われわれの重要な仕事は学習者の「○○」と「○○」を引き出すこと

　学習者の可能性を具体化していくために、われわれは学習者の何を引き出したらよいでしょうか。答えは「意欲」と「能力」です。見えやすいところにその人の"やる気スイッチ"があれ

ば、ポチッと押せばよいのですが、そうはいかないのが難しいところですね。

　さまざまな欲求の源には、探求心や好奇心があると言われています。「知りたい」という欲求をいかにかき立てるか、それが指導者であるわれわれの上手な関わり方のコツになります。そのためには、何ができるでしょう。

　1つは、よい質問を投げ掛ける（発問する）ことです。知りたい欲求を刺激しながら効果的に問い掛け、学習を促進させていくのです。好奇心をくすぐる具体的な方法については、スキルのところ（P128）で紹介していきましょう。

　後者の「能力」は、看護とは直接関係のないところからその才能が引き出され、発揮されるケースもあります。きっかけはさまざまで、"場"や"視点"を少し変えるだけで驚くような効果があることもあるのです。

　例えば、絵が上手なAさんは、患者さんへ渡すパンフレット作りをきっかけにその才能を開花させ、組織に貢献できる自分を実感し、病棟でも少しずつ居場所を見つけることができました。

　日頃から対象者（患者さん）を全人的にとらえ、理解する能力をもっているのが、われわれ看護職の強みです。対象を患者さんからスタッフ（学習者）に置き換え、まずは対象理解からはじめてみましょう。そうすることで、仕事上の評価だけでは見えてこない、個性あるその人の能力やスイッチが見つかるはずです。

われわれの立ち位置は「○○○」

　われわれは、学習者の少し先を行く先輩です。どのあたりが大変で、どのあたりが間違いやすくて、どのあたりでは少し休憩ができるのか、それを知っているのです。しかし、課題を乗

り越えていくのは、あくまでも学習者本人です。先輩だからといって、すべてをお膳立てし教え込んでしまっては、その人自身の力がつきません。

　われわれは「伴走者」という立場で環境を調整し、学習者のコンディションを確認しながら共に進んで行くことが肝心です。この「共に」というスタンスがとても大事です。

　臨床で働いていると、患者さんをケアしながら、患者さんに育ててもらっている自分を感じたことはありませんか。この感覚は、上から目線でいる限り決して生まれてこない、大切な気づきなのです。

　「共に学ぶ、共に育つ、共に歩む」というスタンスが、ファシリテーターには求められます。あくまでもわれわれの立ち位置は伴走者です。同じ看護の道の上にいることを忘れずに。

　さらに、フランスの思想家、ジョセフ・ジュベールは次のような言葉を残しています。

　"Teaching is learning twice over."（教えることは二度学ぶこと）

　学習者に伴走していく中で、指導者が学び得ることも非常に多いのです。

7 自らが「○○基地」となり、信じて待つこと

　さあ、いよいよ最後の問題です。○（マル）の中に入る2文字は何でしょうか。秘密基地ではありませんよ。

　赤ちゃんを想像してみましょう。赤ちゃんは、お母さんを○○基地にして行動範囲を広げていきます。少し離れては不安になり、お母さんのところへ戻ってきます。安心すると再びお母さんから離れて、今度はもう少し遠くまで足を運ぶことを繰り返しながら成長していきます。もう、おわかりですね。答えは

「安全基地」です。

　安全基地はセキュアベース（Secure Base）ともいわれ、米国の発達心理学者、メアリー・エインスワース（Ainsworth MDS）が提唱している、人間の愛着行動に関する概念です。安心・安全な場が確保されて初めて、人は好奇心を外に向けて新しい可能性に挑戦しようとするのです。今いる場所が安全でなければ、帰る場がなければ、好奇心を外に向けることはできません。

　皆さんの病棟に、学生さんや新人さんの居場所はありますか？　物理的な居場所ではありません。安心してそこにいられる、心の安全基地です。不安があったり強い緊張状態では、パフォーマンスは発揮されません。もちろん、個性も出てこないのです。安心・安全な場を、まずはつくりましょう。

　安心・安全な場をつくったら、焦らずに「待つこと」も大切です。成長には時間が掛かるものです。それを信じて待つことが求められます。

　患者さんが看護師からの眼差しに敏感なように、学習者も指導者からの視線には敏感です。「信じているよ。大丈夫、待っているからね」という眼差しが感じられると、自然に期待に応えようとするものです。毎日時間に追われ、なかなか待っていられない状況もありますが、人を育てる教育という場面ではグッと待ちましょう。

★

　以前は、教員や指導者は壇上に立ち、一方的に知識を学習者にシャワーのように浴びせていました。しかし、それでは受動的な学習者が育つだけです。しかも、学習のピラミッドによると、従来型の講義で残る知識は、なんとたったの5％！　一生懸命に講義をしても、それしか知識が定着しないのでは、悲し過ぎますよね。

　体験に基づいた学習方法であるシミュレーション教育でファシリテーターマインドを発揮し、学習者自身によりよい体験を

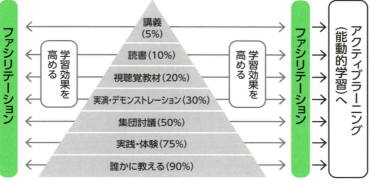

してもらうことで、学習の効果をより引き出すことができるのです。さらに私は、講義や読書という学習方法であっても、ファシリテーションの力によって、これまでいわれていた以上の効果を引き出すことができるという手応えを感じています。「受動的」な教育方法だといわれてきた講義であっても、指導者の工夫によって学習者の思考を活性化することで、「アクティブラーニング（能動的学習）」にしていくことができるのです。

　そして、失敗や変化を恐れずファシリテーター自身も楽しむこと、遊び心を忘れずに学習者に関わり、集団がもつ力を最大限に引き出すことがファシリテーター型指導者になるためのポイントです。

4.知っておきたい成人教育の5つのコツ

　私たちが対象とする学習者は、成人です。ノールズ（KnowlesMS）の成人学習理論をもとに、「成人教育のコツ」をおさえましょう。

成人教育のコツ

1. 自己のペースで学習してもらう
2. 過去の経験を活かしてもらう
3. すぐに使える・役立つ学習を提供する
4. ニーズをとらえる
5. 強制はNG、自ら学ぶ能動的学習へ

1 自己のペースで学習してもらう

　ああしなさい、こうしなさいと言われた途端に、やる気を失った経験はありませんか。成人は自立した存在であり、独立心をもっています。そしてすでに自分なりの学習スタイルも確立している存在です。自身の学びを自分でコントロールできるという感覚は、モチベーションにもつながっていきます。よって、各自のペースで学習してもらうことが効果的です。

　ただし、任せっ放しにすると、いつまでも学習を始めない可能性もあるので、期限だけは提示します。

　例えば、事前課題の資料に目を通してほしいのであれば、「研修までに、一度は読んできてください。読む順番は問いませんので、好きなところから目を通してもらえたら十分です」と伝えるようにしましょう。

2 過去の経験を活かしてもらう

　いろいろ経験をしているのが、成人の学習者の強みです。どんな経験も、現在の学習者をつくる糧となっています。それを活かしてもらいましょう。一見、看護経験は少ないと思われる

学習者の主体性を引き出す指導者像 **Prologue**

学習者も、過去の体験を引き出すことで、それらを看護の視点につなげることができます。例えば、腹部のフィジカルイグザムを学習する場合の一コマを紹介しましょう。

指導者：腹部の観察をする場合、どんな体位になってもらったらよいか、わかりますか。
学習者：仰向けかな。
指導者：そうですね、仰向け、つまり仰臥位ですね。仰臥位でOKなのですが、さらによく腹部を観察するための一工夫が必要なのです。わかる人はいますか。
学習者：……。
指導者：じゃぁ、ここで質問。お腹が痛くなった経験がある人は？
学習者：はい！（あちこちで手が挙がる）
指導者：そのとき、どんな格好になると楽だったか覚えていますか。
学習者：えっと、こうやって、お腹に手を当てて、グーッと丸まっていたかな……。
指導者：そう、それです。体を丸めると、お腹の突っ張り感はどうなりますか。
学習者：減る！
指導者：そう、突っ張り感が減り、身体が楽になりますね。ということは、患者さんが安楽で、かつ看護師が観察しやすい体位にするには、どうしたらいいでしょうか。
学習者：あっ、膝を立てればいいのですね。
指導者：そう、その通りです。枕などを膝のうしろに入れて膝を立ててもらえば、患者さんは楽になり、私たちも観察がしやすくなりますね。できるだけリラックスした状態でいられる配慮が必要です。逆に、視診や聴診のときは膝を伸ばしてもらい、体表から臓器までの距離を短くしてもらうとよいですね。

3 すぐに使える・役立つ学習を提供する

　上司から、次のようなことを言われました。皆さんは、どう感じるでしょうか。
　「今度のお休み、〇〇の勉強会があるから参加してください。多分、将来役立つと思いますから」
　お休みを使ってまで参加しなければならないのに、「多分」「将来」役立つという不確かさでは、納得がいきませんよね。
　逆に、皆さんが過去にお休みを活用してでも参加した勉強会やセミナーは、どのようなものだったでしょうか。きっとそれは、「すぐに使える」「役立つ知識」が提供される内容だったのではないかと思います。
　成人学習者は、目の前にある課題を解決しようと取り組みます。よって、そのために必要な知識や技術を提供できるよう、学習内容を準備する必要があるのです。
　それでは、そのために指導者や研修の企画者は何をすべきでしょうか。

4 ニーズをとらえる

　指導者・企画者は、学習者のニーズをとらえる必要があります。ニーズにないことを研修や講義で提供しようものなら、一瞬にしてシャッターが閉まるように、学習者の瞼は閉じていってしまうのです。
　ポイントは、学習者のニーズと指導者側のニーズを上手にマッチングさせながら研修を企画することです。必修研修では、例えば「入職1年目までに、ここまで到達してほしい」といった目標があると思いますので、お互いにとってWin-Winとなる（双方に有益となる）研修設計をしていきましょう。

互いのニーズをキャッチするためには、どのような取り組みが必要でしょうか。これについては、後述するスキル（P30）をご参照ください。

5 強制はNG、自ら学ぶ能動的学習へ

いつまでも、ああしなさい、こうしなさいと学習者に指示をしていては、指導者も疲弊してしまいます。また、自らが望んで積極的に学習したほうが、学習効果も高くなります。学習者が自ら学べるようにするためには、われわれに何ができるでしょうか。

まず、一度課題を出したら、「信じて待つ」ことが大切になります。また、抱えている課題をすべて把握し、それらを一度分解し、再提供する場面も必要になります。実はいろいろな人から一気に課題を与えられていて、どこから手をつければよいかわからずにいる学習者もいるでしょう。状況に合わせ、学ぶことができるだけ強制にならない工夫が求められます。

そこで、能動的学習を促す関わり方を2つ紹介します。

「マズローの承認欲求（P219）」でも知られているように、われわれには「承認されたい」という欲求があります。承認方法には2種類あるといわれています。「事実承認」と「結果承認」です。

結果承認とは、「採血ができるようになったね！　おめでとう」と、結果だけを端的に認める方法です。これに対し事実承認は、「物品の準備ができるようになりましたね」「上手に駆血帯を巻けるようになりました」「片づけまでできるようになりましたね」と、一つひとつできていることを認めていく方法です（次ページ図）。

実はこれらは、使い分けが肝心なのです。想像してください。

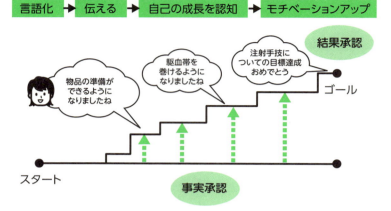

　自己評価が低いタイプの学習者と、自己評価が高いタイプの学習者がいます。それぞれ、どちらの承認の仕方が向いているでしょうか。

　正解は、自己評価が低いタイプには「事実承認」を行い、丁寧に自己肯定感を高めていく関わり方が効果的です。

　そして、自己評価が高いタイプには「結果承認」だけを行いましょう。なぜなら、そんなことできて当たり前と思っていますから、一つひとつ承認されるのは鬱陶しいのです。この手のタイプには結果承認だけで十分なのですが、「今年1番‼」、「過去最高☆」と、プライドをくすぐる魔法のひとことをつけ加えましょう。自己評価の高いタイプにはポーカーフェイスの人も多いのですが、内心はかなり喜んでいるはずです。もしニヤリとしたら、すかさずその笑顔を認めてあげてください。自己開示できた瞬間です。

　本人も気づかない自己の成長を言語化し、認知させることができれば、さらに効果的です。

　能動的な学習へと誘うもう一つのコツは、タイミングのよいフィードバックです。これは、「強化学習（P172）」の応用です。

強化学習を活用した関わり方

- 「強化」
  - =学習効果が上がる
  - =スキルアップ

行動 → 報酬（褒められる 達成感を感じる）→ ドーパミン作用（快感快楽を感じる）→ 行動と快楽が結び付く（また同じ行動をとりたくなる）→ 行動

承認する 褒める：達成感を得られるような働きかけ

　試行錯誤の末にうまくいったとき、褒められたり達成感を得ることができる（報酬を得る）と、人間の脳内にはドーパミンが放出されます。すると脳は快感を得ると同時に、直前の行動が肯定化され、心地よい感覚へと結びつきます。すると、再びその行動をとりたくなります。つまり、学習が行動変容に結びつくのです。

　どんな小さなことでも構いません。できていることを「できたね」と伝えることが、能動的学習に向かってもらうためのコツです。

参考文献

- リーダーたちの名言集，ジョセフ・ジュベール，http://systemincome.com/9592
- 石川一喜，小貫仁編：教育ファシリテーターになろう！——グローバルな学びをめざす参加型授業，弘文堂，2015
- 中井俊樹，看護現場で使える教育学の理論と技法，メディカ出版，2014
- 野津浩嗣：人がおもしろいように育つ——ホメシカ理論，梓書院，2014

本書の構造と読み方

各章の構造と読み方をご紹介します。

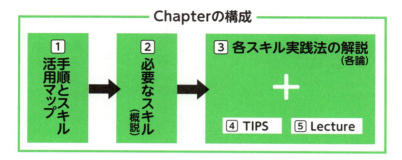

[1] 各 Chapter のはじめには、シミュレーション教育がどのような流れで行われ、どのようなスキルを使うのかが一目でわかる**「手順とスキル活用マップ」**を掲載しています。

[2] 次に、それぞれの場面でどのようなスキルが必要かという概説を**「必要なスキル」**として紹介していきます。

[3] さらに、それらを発揮するための具体的な**「スキル実践法」**をそれぞれ解説していきます。

[4] そして、ちょっとした工夫やコツについては **TIPS** として紹介していきます。

[5] キーワードとなる教育技法や用語については、引き出しをより豊かにしてもらえるよう、伊藤先生が **Ito teacher's Lecture** にて特別に解説します。

シミュレーション教育は、構造そのものが"学習者の主体性を引き出すしくみ"に則った運営手順になっています。しかし、より効果を高めるためには、ファシリテーターが随所で的確なスキルを発揮していくことが求められます。

ファシリテーターに必要なスキル一覧

準備

シナリオ作成

Chapter 1

① 学習者のニーズとレディネスを的確にとらえるスキル ……… 30
② ニーズにフィットしたシナリオを作り上げるスキル …………… 45
③ 振り返り（デブリーフィング）の準備をするスキル ………… 72
④ ファシリテーター側でビジョンを共有するスキル …………… 95

シミュレーション研修当日

ブリーフィング

Chapter 2

⑤ 積極的な参加を促すスキル ……………………………… 103
⑥ 緊張をほぐす・集中を高めるスキル ……………………… 113
⑦ 関心を引き出すスキル …………………………………… 128
⑧ 心理的負担を和らげるスキル …………………………… 137
⑨ 学習の場の価値を高めるスキル ………………………… 143

セッション

Chapter 3

⑩ 集中できる学習環境を維持するスキル ………………… 153
⑪ 学習者の動きを読む・促進するスキル ………………… 164
⑫ 振り返り（デブリーフィング）につなげるスキル ……… 171

デブリーフィング

Chapter 4

⑬ 学習姿勢を切り替えるスキル …………………………… 182
⑭ 行動や思考を「見える化」するスキル ………………… 185
⑮ 問いを投げかけるスキル ………………………………… 197
⑯ 「場の力」を利用するスキル …………………………… 214
⑰ 看護実践につなぐスキル ………………………………… 223

Chapter 1

シナリオ作成

このChapterで知ってほしいこと

"よりよいファシリテーション"と "よりよいシナリオ作り"は 車の両輪のようなもの!

手順通りにシナリオを作成しても、実際にやってみるとアレ? ということはありませんか。これがシミュレーション教育の難しさの一つ。また、一度成功したシナリオも、対象である学習者が変わることで途端に使えなくなるということもあります。

ここでは「シナリオ」を作成する段階で必要なスキルとコツを伝授します。

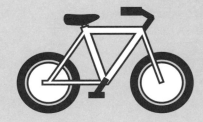

Chapter1 シナリオ作成

シナリオ作成の手順とスキル活用マップ

対象と課題の抽出

対象（学習者）と課題を抽出し、その特徴を明確にします。
「どういった学習者に対し、どのような課題を与えて学んでもらうのか」というところです。

Skill 1 学習者のニーズとレディネスを的確にとらえるスキル⇒P30

Skill 2 ニーズにフィットしたシナリオを作り上げるスキル⇒P45

テーマ（場面と目標）の設定

次に、テーマを設定します。学習者に「このシミュレーション研修を通じてどのようになってほしいのか、どこまで学んでほしいのか」ということ（ゴール）までを具体的に設定します。

シナリオ作り（※次ページ「シナリオサンプル」参照）

下図の i ～ ix を一つずつ決め、デブリーフィングガイド（※P24～参照）を作成します。デブリーフィングガイドとは、シミュレーション教育の核であり、振り返りの指針となるものです。「指導者が学習者に何を学んでほしいか、それらをいつどのような視点で問いかけるか」をまとめます。

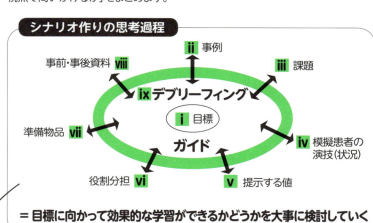

テストラン

αテストとβテストがあります。αテストとは、指導者側で学習者役を想定しながら行うテストで、βテストは学習者に近い人々を対象にして、実際に行ってみるものです。テストラン後に必要な修正を反映させて、シナリオ作りは完成です。

ファシリテーターの準備

シミュレーション教育は指導者1人でなく、チームで行うことも多くあります。指導者側のビジョン（学習者中心であること、ファシリテーションマインド、デブリーフィングの指針）を、しっかりと共有しておくことが大事です。

Chapter1 シナリオ作成

シナリオサンプル

最もシンプルに作成できるシナリオのサンプルを紹介します。

　指導者チームが用意する「シナリオ」とは**1**～**13**までのスライドの内容のことを示します。ファシリテーターが共有しておくデブリーフィング時のガイド（デブリーフィングガイド）までを含めて、シミュレーション教育の「シナリオ」一式です。
　このうち学習者に提示するのは、**9** **10**（事前資料として配布）と、**1**～**4**（研修当日、ブリーフィングにおいて提示）です。**i**の目標に向かって効果的な学習ができるよう、全体を設計していきます（P23「シナリオ作りの思考過程」も参照）。

1

急変を見逃すな!

― 迅速評価トレーニング―

〈対象〉
医療系多職種

目標(i)

① 迅速評価ができる
② 評価に基づき対応ができる

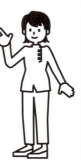

事例(ii)

輩賀艶笑さん、72歳、男性
診断名：肺がんの疑い(右肺野)
既往歴：糖尿病(内服薬にてコントロール中)

入院までの経過：最近咳嗽が続いていたため受診。X線撮影で右肺野に陰影あり、食欲低下もみられているため、精査目的にて3日前に入院となる。1か月前から腰痛があり、近医で処方されたNSAIDsを1日3回、1錠ずつ内服している。
入院後、腰痛はさらに強くなっている。ここ2日間は頻尿で、残尿感もみられている。夜間は尿器を使用。

安静度：棟内フリー

課題(iii)

本日、あなたは日勤です。

深夜勤の看護師から、輩賀さんの申し送りがありました。
朝のバイタルは、体温36.5℃、血圧130/90 mmHg、
脈拍82回/分、SpO_2 97％、呼吸回数16回/分、
咳嗽あり、痰の性状は黄色粘稠。
夜間は尿器を使用。排尿は2回、少量ずつ。
咳嗽も聞かれており、浅眠だったと話されました。
朝食前の血糖値は、92 mg/dL。
今は、9:00です。

輩賀さんからナースコールがありました。訪室し、まずは
10秒で評価をしてみましょう。

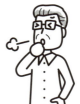

模擬患者の演技（状況）（ⅳ） 5

- ベッドサイドに腰かけ、痰を出そうと立ったり座ったりしている
- ベッドサイドに腰を掛けているときには、両手を膝に置き前傾姿勢
- 手にはティッシュを握っている
- 浅くて速い呼吸。30回/分程度
- 冷汗あり

（やや乱暴な言い方で、一言ずつ話す）
「看護師さん…、何か…、しんどい…」

- ゴミ箱にはティッシュの山
- 会話中も痰を出そうとするが、出しにくそうな様子（演技）
- 昨晩から痰の量が増えている

提示する値（ⅴ） 6

体温　　　： 37.9℃
　　　　　　（体温計を設置していない場合は、身体に触れたら少し熱いと表現）
血圧　　　： 橈骨動脈触れる（血圧80 mmHg以上）
脈拍　　　： 106回/分（頻脈）
呼吸回数　： 30回/分

咳嗽あり、痰の性状は黄色、粘稠、量が多い
呼吸苦あり、排痰しにくい

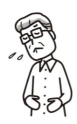

役割分担と準備物品（ⅵ ⅶ） 7

役割
　ファシリテーター：
　デブリファー　　：
　模擬患者　　　　：

準備する物品
- ベッド
- オーバーテーブル
- 体温計
- 病衣
- ホワイトボード
- ゴミ箱

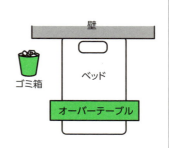

事前・事後資料（viii）

〈 事前学習課題の資料 〉

「迅速評価」の資料（9）

〈 事後・デブリーフィング中に配布する資料 〉

「ショック」に関する資料（10）

〈迅速評価〉

迅速評価	一次評価	二次評価
最初の数秒 ・外見、表情 ・意識状態 ・呼吸状態 ・末梢循環 （ショックの5P）	**迅速評価に続き** ・意識レベル、ABC ・バイタルサイン ・OMI※開始 　➡呼吸と循環の 　　安定化	**呼吸・循環の安定化** ・病歴、情報収集 ・身体診察

問題があれば、すぐに応援要請。心肺停止状態なら、蘇生開始。

O：酸素、M：ベッドサイドモニター、I：IVルート確保

〈ショック〉

迅速評価	最初の数秒	道具不要

外見　　：痙攣、硬直、転倒、不自然な体位、**奇異な行動**、
　　　　　落ち着きなく不安な様子

表情　　：**顔面蒼白**、赤ら顔、土気色、苦悶表情、視線が合うか、
　　　　　周囲への関心があるか、呂律が回らない

意識状態：もうろう、興奮

呼吸状態：有or無、頻呼吸or徐呼吸、努力様呼吸、死戦期呼吸
　　　　　　　（酸素なしでSpo₂85%以下、酸素ありでSpo₂90%以下）

末梢循環：頻脈（弱くて速い）、徐脈（弱くて遅い）、**脈拍触知不能**、**冷汗**、
　　　　　冷感、皮膚の**蒼白**、CRT＞2秒以上

（※ **太字** は、ショックの5Pの項目に関連）

デブリーフィングガイド（1） (ix)

目標①-1　迅速評価ができる

Q. 訪室した際、輩賀さんはどのような状態でしたか。
　　まずはぱっと見で感じたことを、4つの枠組みで挙げてみましょう。

```
外見　：ベッドサイドに端座位、落ち着きがない
意識　：やや興奮
呼吸　：頻呼吸
循環　：頻脈
```

指導ポイント
- 事前課題資料の活用
- ぱっと見から得られた情報を言語化できればOK
- 回答が出てこない場合にはベッドサイドへ戻る
- 一語ずつしか話せないときは、「呼吸回数30回/分以上あり」のサイン

デブリーフィングガイド（2）

目標①-2　迅速評価ができる

Q. ①-1で得た情報をもとに、正常か異常かを判断してみましょう。

```
外見　：落ち着きがない　　　➡異常、転倒の危険あり
意識　：やや興奮　　　　　　➡異常、暴力の危険もあるか？
呼吸　：頻呼吸　　　　　　　➡異常➡排痰のしにくさ、呼吸状態の悪化か？
循環　：頻脈（106回/分）　　➡異常
```

指導ポイント
- 事前課題と事後資料を活用
- ショックの5Pを押さえる

デブリーフィングガイド（3）

目標②　評価に基づき対応ができる

Q. どのような対応が必要でしょうか。

■ チームメンバーに対して
応援要請し、ショックの5Pが認められていることを伝える

■ 患者に対して（職種に応じて可能な範囲で）
・安全の確保／一次評価へ：意識レベルABC／排痰のためのケア

指導ポイント
- ショックの5Pを認めた場合には、
　その場を離れず緊急コール

シナリオ作成に必要なスキル

学習者の主体性を引き出す仕掛けづくり

　シナリオ作成に必要とされるスキルは、どのようなものでしょうか。

　失敗例として多いのが「シミュレーションをやること」を目的にシナリオ作りを始めてしまうケースです。それでは指導者の自己満足に終わりかねません。

　シナリオ作成の本質は、学習者により主体的に取り組んでもらうための仕掛けづくりと、看護現場に活きる効果的な振り返りをしてもらう周到な準備です。そこで指導者に求められるスキルは、次の4つです。

❶ 学習者のニーズとレディネスを的確にとらえるスキル ‥‥P30
❷ ニーズにフィットしたシナリオを作り上げるスキル ‥‥‥P45
❸ 振り返り（デブリーフィング）の準備をするスキル ‥‥‥P72
❹ ファシリテーター側でビジョンを共有するスキル ‥‥‥‥P95

　学習者がこの機会に何を学ぶべきなのかを的確にとらえ、ニーズにフィットしたテーマとゴールを見出し、それをもとに教材（シナリオ）を作り上げるスキルが求められます。

　また、シミュレーション教育の要となるデブリーフィング（振り返り）の準備は必須です。やりっ放しにしないことが大事です。そのためには、ポイントを押さえたデブリーフィングガイドが必要です。

　さらに、ファシリテーター側でビジョンを共有するということも忘れてはならない要素です。

　では、それぞれのスキルを発揮するための具体策とコツを解説していきます。

Skill 1 学習者のニーズとレディネスを的確にとらえるスキル

◎「研修のための研修」にしない

　成人学習において、学習者や現場のニーズを調査し分析することは、研修を成功させるための第一歩です。インストラクショナルデザイン（P33）という概念でも、その重要性が知られてきていますね。でも、「ニーズをとらえるって具体的にはどういうこと？」と疑問に思いますよね。

　シミュレーション教育（特に新人を対象としたもの）における具体的な方法として私が行っているのは、

1. インシデントレポートの調査
2. 対象者へのアンケート調査
3. 「現場」の管理職や教育担当者への取材

です（詳細は後述します）。

　学習者のニーズというのは、その対象者自身がもっているものです。しかし、新人看護職は、何を学んだらよいのかさえわからない状況にあるということを、皆さんも過去に体験されたと思います。

　そこで、看護のプロフェッショナルを教育する最初の場としては、まずは新人看護師の「現場で活躍したい、患者さんの役に立ちたい」というニーズを拾い、受け止めましょう。そして、今この時期の新人看護師に何が求められているのか、何を優先して習得したらよいのかを含めて見極めることが「ニーズをとらえるスキル」だといえます。

　研修が企画者（指導者）の自己満足で終わらないために、いわゆる「研修のための研修」にならないよう、学習者や看護現場が抱える課題やニーズを多角的に調査し、分析し、それらに応じたシナリ

オに整えていく準備が大事です。

院外の研修などでファシリテーターをする場合も、依頼してくださった方が、「どのようなニーズをもっているのか」もよく聞いておきましょう。

◎何を知っていて、何を知らないのか──

貴重なシミュレーション研修の時間の中で、すでに知っている解剖生理について一からレクチャーされたら、つらいですよね。逆に、気管挿管の介助手技を学んでいないのに挿管介助を含めた急変対応のシナリオのシミュレーション研修を行っても、誰もついていけません。

「どこまでを知っていて、どこまでを知らないのか」「何を体験したことがあり、したことがないのか」、つまり「 学習者のレディネス 」を確認しておくことは、複雑な思考と行動のステップを教える看護実践教育の中では、非常に重要なことです。

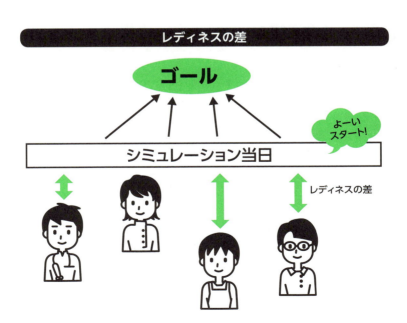

Chapter1 シナリオ作成

　さて、学習者のレディネスを確認するのは、なぜでしょうか。それは、個々のレディネスをどこまで事前にそろえておけるかどうかに「そのシミュレーション研修を効率的なものにできるかどうか」がかかっているからです。それは指導者側の効率面のみならず、学習者にもメリットとなります。

　学習者のレディネスのばらつきを抑えることは、限られた時間の中で、効率よく共通の目標とするゴールへ到達することにつながります。そして、そのレディネスの差を埋めるのが「事前課題」です。

　レディネスは、あくまでも個々の経験から生まれるものです。出身の学校の種類や所属していた施設、働いている病棟によってもばらつきがあります。事前に確認しておくとよいでしょう。

効果的な事前課題の出し方　TIPS

　時間がない中でレディネスを整えてきてもらうためには、"学ばせる工夫""学びたくなる工夫"も必要です。そのためには、事前課題の資料の出し方にも工夫が大事です。

　分量は適切でしたか。多すぎたりしていませんでしたか。読みにくい、難しい文献だったりしませんでしたか。

　例えば、「ここだけは読んできてほしい」というところを四角で囲ったり、アンダーラインを引くなどすると、忙しい学習者の目を引く資料づくりができます。

　また、「漠然とした問い」も事前学習へのやる気を失わせますので、もし考えてきてほしいこと、調べてほしいことがあれば、より具体的に提示することも大事です。

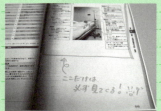

Ito teacher's Lecture

インストラクショナルデザイン (Instructional Design)

　学習者のための教育の企画、授業開発・実施の方法のことです。医学・看護学に関わらず広く教育現場で用いられる用語で、最適な教育効果を上げるために、取り組むべき作業やその順番を体系的に表したものです。

　具体例を挙げると、ニーズの調査・分析 (Analysis)、設計 (Design)、開発 (Development)、実施 (Implementation)、評価 (Evaluation) の5つのフェーズからなる ADDIE モデルは、この概念に基づくデザインシステムの一つの代表例です。

　ニーズの調査・分析は最初のステップであり、シナリオ学習などを展開していくうえでも重要な部分です。このニーズの調査・分析が適切になされないと、期待される教育効果を上げることが難しく、そもそも目標の達成も困難になります。

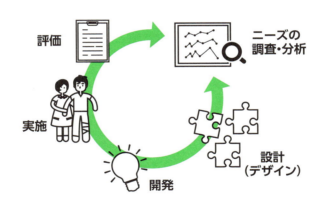

学習者のレディネス (Readiness)

　その学習やトレーニングに必要とされる一定の基礎知識・技能が備わっていることを意味します。つまり、これから実施することに対する"準備状態"のことです。英語で Are you ready? (準備はいいかな? 始めていいかな?) と聞くのと似ています。

Chapter1　シナリオ作成

Skill❶-1　動機づけを高めるために　インシデントレポートを調査する

　ここからは、私が実際に行っているニーズ調査のコツと、レディネスを把握する方法を具体的に紹介していきましょう。

◉ インシデントレポートは学習課題の「宝庫」

　例えば新人看護師向けのシミュレーション研修を企画する場合、私はまず、"新人看護師が、その時期に、どのようなインシデントを起こしたか"を調査します。なぜなら、インシデントとして多く挙げられているものは、「陥りやすい課題」であるからです。

　そもそもインシデントレポートの目的は、ヒヤリ・ハットや小さな事故を報告・蓄積・分析することで、その職場でのリスクを知り、対策を講じることですよね（決して"罰として書かせること"が目的ではないはずです！）。

　実際には医療安全管理室（院内で発生したすべてのインシデントレポートがデータとして蓄積されているところ）に問い合わせ、

1 **トレーニングしたい対象者層に焦点を絞り、**
2 **どのようなインシデントが報告されているのか調査し、**
3 **その傾向を分析した上でシナリオを作成する**

ようにしています。

　部署単位でシミュレーション研修を行う場合には、病棟の医療安全担当者と連携してデータを入手・分析するとよいでしょう。

　全国的な情報を入手したい場合には、公益財団法人日本医療機能評価機構のホームページにある報告書・年報を参照するようにしています（http://www.med-safe.jp/index.html）。経験年数別、発生時間別、項目別など、詳しいデータが公表されていますので、院外などでシミュレーション研修を行わなければならない場合にも、より具体的な課題を見極める１つの情報として役立ちます。

●「事故は起こしたくない」という気持ちを動機につなげる

現場の課題の分析に「インシデントレポート」を活用することは、実は 学習者の動機づけ を高めることにもつながります。やはり誰しも「事故は起こしたくない」という気持ちがあります。

新人看護師向けのシミュレーション研修で、「今日のテーマは、当院の新人看護師のインシデントレポートを数年分調査し、それらを統合してつくってみました。言ってみれば、先輩方からの愛の注意喚起ですね」という一言があるのとないのとでは、どうでしょうか。きっと、研修への取り組みの真剣度が全く違ってくるでしょう（ただし、個人が特定される形でのエピソードの紹介はしないように注意しましょう。インシデント＝公開され罰が与えられるものという誤解を与え、場の「安全」を脅かすことになります）。

ニーズを調査し、教材を作成する過程で得たエピソードも、"興味を引く仕掛け"の一つになります。

Ito teacher's Lecture

学習者の動機づけ

動機づけとは、"学習や行動の原動力"です。"モチベーション"あるいは"やる気"も類義語で使われます。

これをしたら何か特典が得られる、逆に、しないと罰則があるというのは、外発的な動機づけです。一方、「早く自分も一人前になりたい」というように、学習者自身の中から生じるものを内発的動機づけといいます。外発的なものがよくないということではありませんが、指導者が学習者の内発的なニーズを引き出すような関わりや工夫をすることは大切です。習得すべき課題が、「現場の仕事あるいは近い将来の自分に役立つ知識や技能であり、自分にとって意義がある」と学習者自らが認識することは、その学びを自主的に継続していくうえで、とても重要な原動力になります。

Chapter1　シナリオ作成

Skill❶-2　対象者の状況をきめ細やかに想像するために
具体的なアンケートをとる

　対象者のことを知りたいと考えたときに効率的なのは、「アンケート」という手法です。シミュレーション教育に活きる回答を得られるような項目を吟味できるとよいでしょう。

● 参加者やテーマが決まっているとき

　院内での中央研修のように、経験に差がある参加者が集まり、1つのテーマを学習しようとする場合や、レディネスの差が研修の内容に影響しそうな場合は、それらが確認できる項目を設けておくとよいでしょう。

　結果を見て、全員が知っていることであればシナリオから省いたり、簡単な説明で終わらせることができます。逆に足りないものは、事前課題を検討する必要が出てきます。

　レディネスを確認するためにも、アンケートの項目を適切なスモールステップにして提示しておく必要があります（スモールステップを明確にする方法はP55参照）。例えば、「急変対応シミュレーションをやろう」と考えたとき、「急変対応で困っていることはありますか」と質問してしまうと、「先輩をどのタイミングで呼んだらよいのか」という初歩的な内容から、「薬剤投与」に関する悩みや「チーム連携に関すること」まで、回答のレベルにかなりばらつきが出て、整理するのが大変になります。

　そんなときには、「急変対応トレーニングをします。あなたは、どの部分が弱いと感じていますか」という問いを設け、その下にスモールステップにした項目を提示しておきます。

学習者のニーズとレディネスを的確にとらえるスキル **Skill ❶**

急変対応トレーニングに対する参加者のレディネスを知りたいときの 質問項目の例

Q. 急変対応トレーニングをします。あなたは、どの部分が弱いと感じていますか？
  a. 患者をぱっと見て"何か変"を言語化できる
     （ショックの5Pが言える）
  b. 意識レベルの確認方法
  c. A：気道、B：呼吸、C：循環の確認方法
  d. 上記のABCが破綻している場合の対応方法
  e. 胸骨圧迫
  f. マスク換気
  g. チーム連携
  h. 先輩や医師への報告
  i. 薬剤に関する知識
  j. その他（自由記載）

　スモールステップで提示しておくと、どこまでは分かっているのか、あるいは自信があるのかについても確認することができます。

● 属性がわからないメンバーが集まるとき

　院外研修など、属性がわからないメンバーが学習者として集まるときには事前アンケートをとり、レディネスを確認できるような項目を設けておくとよいでしょう。
　例として紹介するのは、私がシミュレーション教育における指導者育成コース研修を院外で引き受けるようになり、徐々に構築していったものです。

院外研修を引き受けたときの アンケート項目の例

❶ 属性 　　P! 参加者の「背景」を尋ねる設問

- **所属施設**（大学病院、中規模病院、クリニック、訪問看護ステーションなど）
  ※単施設の場合は不要
- **経験年数**（看護職として何年目か、教員が含まれている場合には教員歴も）
- **役職や役割**（看護師長、副看護師長、主任、新人看護師指導者、教育担当）
- **資格**（特定看護師、専門看護師、認定看護師、糖尿病療養指導士など）

❷ その研修に影響を及ぼす因子 　　P! 経験や参加の「目的」を尋ねる設問

- シミュレーション教育に関する講習会への参加経験
  →（有・無）
- シミュレーション教育の企画運営の経験について
  →研修の企画運営（有・無、回数）
  →シナリオ作成の経験（有・無、回数）
  →ファシリテーターの経験（有・無、回数）
  →デブリファーの経験（有・無、回数）
  → ICLS のインストラクター経験（有・無、回数）
- シミュレーション教育に対するあなたのイメージ
  （自由記載）
- 取り上げたいシナリオのテーマ
  （自由記載）
- 今回の研修で期待すること、取り上げてほしい内容
  （自由記載）

　外来受診の際に待合室で記載してもらう問診シートのようなイメージです。事前にある程度患者さんの様子をつかめると、そのあとの診察もあたりをつけて進められ、病変にたどり着きやすくなりますね。ただし、項目が多くなると回答もいい加減になる傾向があるので、必要な項目に厳選することも鍵となります。

Google ドライブ™を活用する

TIPS

　Google ドライブの Google フォームでアンケートフォームを作成し、事前に回答してもらえるよう参加者に配信しています。紙をやりとりする手間がないので、院外で講師を頼まれたときや、学習者が不特定多数の場合など、非常に楽です。回答者の答えを、Excel ファイルでダウンロードすることもできるので、結果の処理も簡便です。

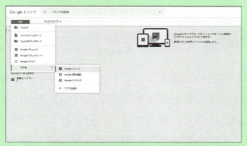

①Google ドライブ→新規→その他→ Google フォームをクリック

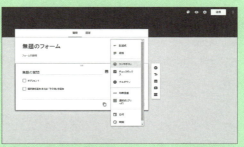

②質問と選択肢を追加しながらアンケートフォームを作成（図や動画も挿入可能）。対象者にメールで送付することもできる。

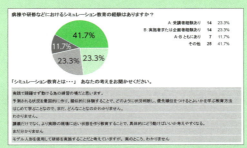

③回答結果は随時確認でき、円グラフなどで閲覧できる。自由記載欄の設定も可能。

Chapter1 シナリオ作成

Skill❶-3 現場で活かせることを学んでもらうために 「現場が何を求めているか」を調査する

インシデントレポートやアンケートには現れない課題を調査するためには、学習者が学びをもち帰る先である「現場」への調査・取材が必要になってきます。

● 誰に聞く？

例えば新人看護師を対象としたシミュレーション教育を企画する場合は、病棟の管理職や教育担当者を取材します。つまり、トレーニングの対象となる人と身近に接し、日常的に教育的な視点で考えてくれている人に話を聞くことで、より実践につなぐトレーニングになるのです。

具体的な立場でいうと、看護師長や副看護師長、教育担当者などが該当します。ただし、若いスタッフでもその対象者の傾向をよくとらえている人がいますよね。それに、少し上の先輩のほうが何に困っているのか、その学習者の特性と学習段階がよく見えているものです。

教育の経験が長くなると、つい「新人看護師はこういうことに困っているはず」「学生さんは、ここでつまずきがち」と経験則で判断する傾向があり、その現場の"今"を見なくなっていきます。それはやや、注意です。

外部から依頼を受けた研修などは、参加者への事前アンケートだけでなく、依頼者への取材も綿密に行うに越したことはないでしょう。自分がファシリテーターを担当するそのシミュレーション教育において、何が求められているのかを明確にすることが大事です。

○ 何を聞く？

次に、何を聞くかです。
1 今、（現場で）その学習者が抱えている課題は何か
2 トレーニングに取り入れてほしい内容は何か
を軸に、具体的に聞いていきます。

ポイントは、結論だけを聞くのではなく、なぜそう思うに至ったのかを、聞き出しながらひもといていくことです。

順番としては
1 そう思ったエピソード
2 学習者のその行動の理由
3 どうなってほしいか
と、聞いていくとよいでしょう。

例えば、「急変対応をやってほしい」だけだと、漠然としていますね。さらに聞き出すときの会話例と、聞き方のポイントを示しましょう。

現場のニーズを聞き出したいときの 会話の例

私 今度のシミュレーション研修では、どんなことを取り入れたらよいと思いますか？

相手 急変対応をやってください。

私 急変対応の場面で困っているのですね。もう少し具体的に、**どのようなことがあったのか**、聞かせてもらえますか？

P! 実際のエピソードを詳しく聞き出しましょう。

> Chapter1　シナリオ作成

相手　この前、病棟で急変があったのですが、彼女（新人）、全然対応できなくて。ベッドサイドに行って、「何か変だ」とまでは気づいたらしいのですが、「まずは観察だ」と、バイタルサインをとってしまったらしいのです。

私　==なるほど〜！==　==教科書に忠実すぎたのでしょうか==。

> **P!** 会話の雰囲気がポジティブな方向になるように配慮できるとなおよし！です。学習者の欠点探しではなく、足りていない点を一緒に考えてあげられるような雰囲気にしましょう。

> **P!** 学習者がその行動をとった理由を詳しく聞いてみましょう。

相手　そうはいっても血圧も下がってるし、マンシェット巻いたって血圧なんて測れないでしょ。だから、余計に本人慌てちゃったらしくて。

私　初めてのことだったようなので、焦りますよね。==BLSはやったことがあるのでしょうか？==

> **P!** 対象者のレディネスを確認できるような問いかけをしましょう。

相手　そうそう、彼女にとっては初めての急変だったんです。BLSはできるけれど、あれは心肺停止後の話でしょ。その患者さんは、まだ会話もできる状態だったから、「まずは、観察」と判断してしまったらしいんです。

私　そうですよね。学校でも観察をやってきているし、先輩も報告すると、「血圧は？」「脈は？」なんて聞くから、余計にバイタルサインを測らねば、となってしまいますね。

学習者のニーズとレディネスを的確にとらえるスキル　Skill ❶

相手　そうなのよ。おかしい、なんか変、って思えたところはすごくいいところだし、入職間もない時期だから、<mark>とりあえず先輩看護師を呼んでくれたらOK</mark>なのよね。

> **P!** 現場の「どこまでできたらOK」が聞けたら成功です。

私　なるほど、わかりました。それでは、急変でも、特に最初の初期対応に焦点を当てたトレーニングをしましょう。
<mark>具体的には、最初の迅速評価、ベッドサイドに行って患者の異変を「検知」したらショックの5Pを思い出し、「認知」したら応援要請を「判断」し、緊急コールを押すという「行動」に移せたらOK</mark>という、そこまでのトレーニングをしてみようと思いますが、いかがでしょうか。

> **P!** 最後に「どこまでできたらOK」を、より具体的に分解して、確認しましょう。

相手　いいですね。そうしましょう。

　やってほしいテーマとその理由、そう思うに至った経緯を聞くことで、具体的に何を求めているのか、何ができればOKなのか（どこまで求められているのか）が確認できます。
　さらに、

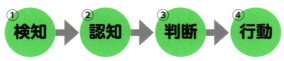

の4つのステップに分けて具体的に示すことで、シナリオに活かせるヒアリングになります（4つのステップについてはP47、P48参照）。

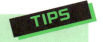

きめ細かな取材は
シミュレーション研修本番に活きる！

　現場へのヒアリングの際、学習者の特性も含めた取材を行っておくと、シミュレーション研修当日にも役に立つ情報がもらえます。

　例えば、「コバヤシさんは、熱い気持ちと能力はもっているけれど、人見知りなので、グループワークなどでは自分からは発言しないタイプ」「ハヤシくんは知識は豊富だが、行動を苦手としているタイプのようだ」といった情報を事前に得ておくことは、学習者の個別性にあった主体性を引き出すヒントになります。

　シミュレーション研修が始まると、学習者はいろいろな思考と行動をします。ファシリテーターはそれらを適宜読みとり、「効果的な学習になるようにもっていくこと」が求められます。そのようなとき、もともとのその人本来の学習姿勢や個性、モチベーションなどを聞いておくことで、より手厚いフォローができるでしょう。

学習者の所属する病院や看護部の理念を
軸におくことも大切

　私は集合研修の場合、特に組織としてどのような人材を育成したいと考えているのか、「病院や看護部の理念」、毎年掲げる「看護目標」などを軸として、研修内容を組み立てるようにしています。

　そこを大切にしなければ、院内の研修で人を育てる意味がありません。理念と違うことを教えていたら、新人看護師を戸惑わせることにもなりかねません。また、シミュレーション教育の実施を許可してくれた看護部長らにも申し訳が立ちませんね。

　同様に、病棟や仲間内で行うシミュレーション教育であっても「構成スタッフに共通する目標と、テーマの整合性がとれている」ということは重要です。

　シミュレーション教育は一人ではできませんし、スキルが身につけばいいというだけのものでもありません。その組織での"人財"（人材）になるためのマインドとスキルを学ぶためのものであってほしいのです。

ニーズにフィットしたシナリオを作り上げるスキル

Skill 2

◎ニーズを「教材」へと落とし込んでいく

シナリオを作成する過程では、調査したニーズから共通するテーマと課題を見出し、それらを教材へと落とし込んでいくスキルが必要になります。せっかくニーズを聞き出しても、それらにシナリオがフィットしていなければ何も実現できません。

◎シナリオはオリジナルがよい？

冒頭で、「よりよいファシリテーションとよりよいシナリオ作りは、車の両輪」と述べましたが、シナリオ作りは想像以上に大変です。自分の経験に合わせて、既存のシナリオを活用する判断も大事です。初めてシミュレーション教育に挑戦する場合には、ぜひ、他の人が作成したシナリオを使わせてもらいましょう。慣れていないと、シナリオ作りだけで疲弊してしまい、実施まで至らない可能性があります。

◎ニーズをとらえたシナリオの条件

ファシリテーターとしての経験が増え、学習者のニーズを十分にとらえている人が作成するシナリオは、以下のような条件を満たしています。

1 到達目標が「適切に」設定されている
2 内容を詰め込みすぎていない（研修時間や学習者、ファシリテーターの人数が「ほどよく」調整されている）
3 ゴールとなる学習者の動きを「イメージ」することができる

では、具体的な方法をみていきましょう。

Chapter1 シナリオ作成

Skill❷-1 本当にシミュレーション教育でやるべきテーマ？
教材を見直す

　ニーズや学習課題を明らかにしたところで改めて検討してほしいのは、「それは本当にシミュレーション教育でやるべきテーマですか？」ということです。何を目的に、何を目標としてトレーニングするかで、そのテーマに用いる教育方法は変わってきます。

　「患者の急変時の状況を説明できる」など、知識の想起や解釈のみを目標とするのであれば、表にあるように講義や机上シミュレーション（メンタルシミュレーション）で十分ですし、「患者の急変を察知し、適切な対応ができる」というように、考えながら実際に動く必要がある目標であれば、シミュレーターや模擬患者を使ったシミュレーション教育のテーマとしてフィットしているといえるでしょう。

教育方法・教育方略の検討

方法	目標分類	知識 想起	知識 解釈	知識 問題解決	技能	態度・習慣
受動的	講義	◎	○	△	△	△
	見学	○	△	△	△	△
	ビデオ	◎	○	△	△	△
能動的	OJT	○	◎	◎	◎	◎
	シミュレーション（紙）	△	○	◎	△	△
	シミュレーション（モデル）	△	○	○	◎	○
	シミュレーション（模擬患者）	△	○	◎	◎	◎
	カンファランス	○	○	○	△	○
	ケーススタディ	○	◎	◎	△	○
	自習	◎	○	○	△	△
	e-learning	○	○	○	△	△
	自主研究	○	○	◎	△	○
	研究発表	○	○	○	△	○
	教育活動	◎	◎	○	○	○

■ きわめて効果的　■ 効果的　□ 限定的　　日本医学教育学会（2009）を基に作成

人間は、「検知→認知→判断→行動」の4つのステップで動いています。「検知→認知→判断」までは「思考」ですよね。手技の習得ではなく、問題解決に焦点を当てる場合には思考トレーニングで十分です。

何が何でもシミュレーションという考え方は、研修を行ったというアリバイづくりにしかならず、自己満足で終わってしまうという非常に危険なものです。教室、シミュレーション、臨床――どの場で学ぶべき内容なのか、どの場で学んだほうがより効果的なのかを、今一度指導者間で吟味する必要があります。

シミュレーション教育だけでOKではない

シミュレーション教育に適したテーマであっても、決してそれだけで解決できるものではありません。「学習の全体」をとらえることが必要です。

人の学びの場は、本来総合的なものです。看護現場に活きる教育には、知識の伝達と習得だけではない、総合的な能力向上が求められます。ワークプレイスラーニングの考え方を知っておいてほしいと思います。

PDCAサイクルを回そう

研修内容や目標が毎年前例の踏襲で進んでいる、そんな施設はありませんか。対象が同じ「新人看護職員」といっても、前年と全く同じ人ではありませんね。傾向は似ていても、年々少しずつ違うものです。また、医療の現場は日々多様に変化していて、医療材料なども安全のためにさまざまな改善がなされています。

現場で何が起きているのかを、じっくりと観察・分析し、一度使った教材も、改善点を探りながら見直しを重ねていきましょう。PDCAサイクルを回しながら教材を作ることができてこそ、より臨床にフィットした研修になります。

Chapter1 シナリオ作成

他の看護システムの導入とは二人三脚

　最近はPNS®（Partnership Nursing System）を取り入れる施設が増えています。看護システムの導入など、環境が変われば現場で起こる問題も変わるはず。

　ちなみに、当院での多重課題の場面は、PNS®導入前後で変化しました。導入前は常時発生していた多重課題ですが、導入後はほとんどが昼の時間帯や夜勤帯に発生していることがわかりました。というのも、パートナーが昼休みに入ってしまうと独りぼっちになってしまい、他の先輩らに聞きにくい状況を感じていることが背景になっていたのです。

　当院では昨年、クリニカルコーチ会議の中で、現場で起こっている多重課題の場面を抽出するワークを行い、それに基づいて多重課題のシナリオも見直しをしました。

Ito teacher's Lecture

「検知→認知→判断→行動」の4つのステップ

　人がものごとをとらえるときの、一般的な思考のプロセスのことです。まず視覚や聴覚などの感覚器官で「検知」し、それを情報として「認知」し、すでにもっている知識や経験を通して認知したものへの意味を「判断」しており、その判断に基づいて「行動」反応しているというように、4つのステップに分けられます。

ワークプレイスラーニング（Workplace Learning）

　個人や組織のパフォーマンスを改善する目的で実施される学習全体のことをいい、ロズウェルらによって定義されました（Rothwell & Sredl, 2000）。

　現場で仕事をしながら特定の技能を習得するという限定的な意味でのOJT（on-the-job training）に限らず、さまざまな方法で、職場、組織全体が関わって人材を育成することを意味します。いわば働いている現場での学びであり、実際に発生する問題も含め、いろいろな機会や場面が個人や組織の学習機会になります。

PDCAサイクル

PDCAサイクルとはPlan（計画）→ Do（実行）→ Check（評価）→ Action（改善）のことで、もともとは品質管理の領域で提唱された概念です。この循環を繰り返し実施することで改善を重ねていくもので、教育分野のプログラム作成や企画・指導にも応用されます。

この概念は言い方を変えると、「目標を管理するプロセス」とも表現できるでしょう。目標を設定して、実施するところまでは誰でもしますが、しばしばやりっ放しで、その効果や課題がほとんど評価、検証されていないことがあります。計画（P）にそって実施（D）したとしても、それに対する評価（C）がなければ、次の改善策（A）が生まれません。C、Aがなければ、このサイクルは回らないのです。

評価に基づいて、指導方法そのものに改善が必要になることもしばしばあります。

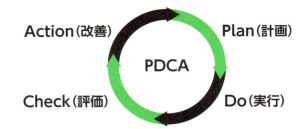

Chapter1　シナリオ作成

Skill❷-2　シナリオに振り回されるべからず！　既存シナリオを使いこなす

● 引き算も大事

　シナリオ作りに慣れていない方は、作成段階で疲弊してしまわないためにも、既存のシナリオを活用することをお勧めします。その場合にも、シナリオの作り方については一通り知っておいたうえで、今回実施しようとしている学習者のレベルやニーズに、そのシナリオの内容が合致しているのか、本当にその研修時間内に内容がすべて終わるのか、今一度見直してから用いることが成功の秘訣です。ほとんどの失敗は「書かれている内容をそのまま、すべて行おうとすること」によって起きています。

　研修時間を十分に確保できない場合には、3つある目標のうち最初の1つだけやってみるといったような"引き算"をすることも大事でしょう。

● ネタバレ注意

　既存シナリオを活用する場合のもう1つの注意点は、"ネタバレしている可能性があること"です。「前回こんなことをやったらしいよ」などと情報が広まってしまっていては、学習の意欲も下がりますよね（学習者間の情報伝達は意外と速く、午前中のネタが午後からの参加者にすでに知られている、なんてこともあります）。

　その場合のコツとしては、学習目標は同じでも、症例やバイタルサインの数値を変化させておくことです。患者の名前が変わっているだけでも、学習者に「あれ？　違うかな」と思わせることができ、よい緊張感を与えられます。ただし、あまり変化をつけ過ぎてしまうと、教材のレベルとして差が生じてしまったり、学習者の到達度にばらつきが生じたりするので気をつけてください。

あまりに非現実的な状況設定にしない

TIPS

シミュレーション教育を臨床の現場で取り入れる際、企画者が好むテーマが「急変対応」と「多重課題」ですが、注意すべきポイントがあります。

急変対応に関していえば、その時点で学習者に求めるゴールが高すぎ、内容が山盛りになる傾向があります。後者の多重課題については、あり得ない状況設定（4床同時に無理難題を言い始めるなど）が繰り広げられ、学習者を混乱させて終わるシナリオが多く見受けられます。

そもそも、そんな大変な4床部屋を新人に受けもたせていること自体が問題でしょう、管理者の管理不足なのでは……と言いたくなるような非現実的な状況設定になっていると、学習の意欲も削がれてしまいます。

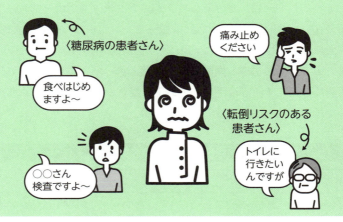

Ito teacher's Lecture

学習の意欲

前述の「動機づけ（P35）」とも少し似ていますが、自ら学習するには、知的好奇心と向上心が重要だということです。臨床の現場と違いシミュレーション教育の場は、学習者が主体となって何度も繰り返すことで、必要な知識・技能を習得できる貴重な機会です。その中で学習者自身が、自分の課題を発見し、主体的に学んでいこうと感じ、また次回もやってみようと思えるような仕掛けや工夫が必要です。

Chapter1 シナリオ作成

Skill❷-3 より明確なゴール像を示すために
目標の「動詞表現」にこだわる

　スモールステップで目標を表現する中で、的確な動詞表現の引き出しがあると、学習者にどうなってほしいのか、何ができるようになってほしいのかを明確に表現することができ、学習者のゴール像をより具体的に描くことができます。

　下記の表は、「目標の分類体系」(P53)を基に、動詞の例を挙げたものです。

　それぞれ"分類"だけでなく、知識であれば「想起→解釈→問題解決」のレベル、技能であれば「模倣→コントロール→自動化」、態度・習慣については「受け入れ→反応→内面化」というように、その"深さ"についても考慮し使用することで、より限定した目標の表現が可能になります。ぜひ活用してみてください（学習者のレベルに即した表現方法についてはP132で解説）。

目標記述のための動詞

知識		技能		態度・習慣	
列記(挙)する	具体的に述べる	測定する	挿入する	協調する	助ける
述べる	結論する	実施する	準備する	配慮する	感じる
推論する	同(特)定する	模倣する	手術する	参加する	行う
記述する	公式化する	熟練する	視診する	コミュニケートする	相談する
説明する	一般化する	工夫する	聴診する		寄与する
分類する	指摘する	触れる	触診する	討議する	反応する
比較する	選択する	行う	打診する	尋ねる	応える
対比する	使用する	調べる	など	示す	など
類別する	応用する	操作する		見せる	
弁(識)別する	適用する				
関係づける	など				
予測する					

日本医学教育学会（2009）を基に作成

目標の分類体系（タキソノミー：Taxonomy）

　目標の内容に従って、知識（認知領域）、技能（精神運動領域）、態度・習慣（情意領域）などに分類したものを、目標の分類体系（タキソノミー：Taxonomy）といいます。

　もちろん同じ知識の領域にも、単に言葉の意味を知っている"想起"のレベルから、それを応用して数値を"解釈"したり、また判断して"問題解決"までできるようになるというより深い認知レベルまで、その深度の差があります。技能に関しても、最初は"まねる・模倣する"ところから始まりますが、最終的には、経験を積んで自然にそのような技能を発揮できる"自動化"と称されるレベルまでに成長していきます。態度・習慣の領域も同様で、最初はそのように振舞うことを"受け入れる"のが精一杯ですが、最終的には、"内面化"といわれるように、自分の行動様式の中に完全に定着していき、無意識に自然にそのように振舞うことができるようになっていきます。

　目標の分類体系の歴史は古く1956年にブルーム（Bloom BS）が認知領域について提唱したことに始まり、その後、情意領域や精神運動領域に関してもいくつかの提唱や改訂がされてきました。最初の提唱者にちなんで、「ブルームのタキソノミー」と呼ばれることが多いようです。

目標の分類体系と深度

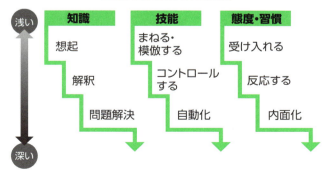

われわれは「理解する」という「動詞」をよく使いますが、やや抽象的で漠然としているために、必ずしも同じことをイメージできているわけではありません。

例えば「アナフィラキシーの初期対応ができる」という目標の記載に変えてみましょう。そうすると「初期対応ができる」という具体的な動詞になります。これは紙面上での「知識」ではなく、知識に基づいた診断と対処の「技能」が求められていることが明らかです。そうなると学習の方法としては、講義に加えてシミュレーション教育などの機会を有効に用いることができるでしょう。また、初期対応ができたかどうかの評価は、その際の観察記録（チェックシートや評定尺度など）を用いて判断することが可能です。

知識、技能、態度の領域と深度に合せて、具体的な「動詞」で目標を言語化することが大切です。

「具体的な」とは、現実的（Real）であり、互いに理解できるものであり（Understandable）、また評価の際に測れるもので（Measurable）、かつ学習者の行動を表現するもので（Behavioral）、そして定められた期間内に達成が可能なもの（Achievable）であることが望ましいですね。この5つの英語の頭文字をとって"RUMBA"と呼ばれ、学習目標を設定するときのポイントになる要素と言われています。

それぞれの領域でより深度が深い目標は、後述の「スモールステップ」の手法を用いて、段階に分けて達成していけるようにすると、なお効果的でしょう。

Skill❷-4 研修を効果的に展開するために スモールステップを抽出する

● スモールステップを可視化してみる

到達目標を適切に設定するには、現場や学習者から拾い上げたニーズからテーマを見出し、さらに「急変対応」などといった大きな概念や言葉から、より具体的な動きを表現していく必要がありま

1年目のナースに必要な「急変対応」 スモールステップの例

「1年目のナースにできてほしい急変対応って、どんなこと？」という問いを立て、動きと思考を抽出しステップにしてみました。

今回はここまでを目標（ゴール）に

5 先輩の指示に基づき的確に動ける
   （＝急変時におけるチームと自分の役割がわかる、指示の通りに動ける）

4 応援が来るまでにABC*1の破綻に対処する
   （＝対処の各手技ができる）

➡ 3 SBAR*2を用いて報告ができる
   （＝緊急度に応じて伝えることができる）

2 評価に基づき応援要請ができる
   （＝緊急コールが使える、誰を呼ぶべきかがわかる）

1 患者の状態を評価できる
   （＝ショックの5Pが言える、ぱっと見からそれぞれの有無が判断できる）

*1 A：Airway「気道」、B：Breathing「呼吸」、C：Circulation「循環」。
*2 S：Situation「状況」、B：Background「背景」、A：Assessment「評価」、R：Recommendation or Request「提案」。医療安全対策の手法として用いられるコミュニケーションスキル。伝えたい事象を順序に従って伝えることで、よりわかりやすく伝えられる。
ここでのSBARは、緊急度に応じて「S：急変です。R：来てください。」だけでもOKとする。また、会話ができないタイプの緊急コール設備の場合には、ステップ3は先輩到着後でもよしとする。

Chapter1 シナリオ作成

す。このときまさに「目標記述のための動詞（P52）」をうまく使い分けられるようにするとよいでしょう。

そのためには「急変対応ができるということはどういうことなのか」という問いを指導者が自らに投げかけ、まずはその中に集約されている動きや思考を一つひとつ抽出し、書き出しながらまとめてみることがポイントです。さらにそのステップを、看護実践に必要な「観察」「アセスメント」「対応」というように構造的に分解し、組み立てます。

そうすることで、ゴールまでのステップが可視化され、今回のシミュレーションでどこまで取り上げるのかが話し合いやすくなります。また、これらの作業は今後、**スモールステップ**で研修を組んでいくための大切な工程になります。

こうしておくことで、学習者の目標はより明確になりますし、時間内にすべてができてしまう学習者がいたときには、さらなるステップを提示しながらシミュレーションを展開することもできます。

Ito teacher's Lecture

スモールステップ（Small steps）

　最初からいきなり大きな課題を与えず、目標を達成するまでに必要なステップを細かく設定し、各段階での小さな目標をクリアさせながら、それができたら次のステップに進むようにして、最終的に目標に到達できることを目指す指導です。

　学習者にとってはより負担が減り、失敗が少なくなることもあって、段階ごとで成功体験を積むことができます。そして、そのつど達成感が得られるため、やる気が持続しやすいという利点もあります。

　概念自体は新しいものではなく、米国の心理学者であるバラス・フレデリック・スキナー（Skinner BF, 1904-1990）によって1950年代に提唱された「プログラム学習の5つの原理」の一つです。

Skill❷-5 学習環境をコーディネートする
リアリティある学習環境をつくり上げるために

　学習者がシミュレーションに没頭できるよう、学習環境における細かなところの準備も抜かりなく行っておく必要があります。ここでは「学習環境」に以下のものを含みます。

1. 会場
2. 教材・物品（シミュレーターなど＊）
3. 状況設定（提示するバイタルサイン・患者役の演技）
4. 研修時間
5. スタッフ・予算

＊基本的な物品：ホワイトボード、ベッド、机、椅子、病衣、医療材料

● リアリティを追求する

　病棟単位で行うのか、院内・院外なのかなど、実施する場所によって制限の範囲や自由度が変わってきますが、大事なのは「 リアリティ を追求するために フィデリティ を上げること」です。

Ito teacher's Lecture

リアリティとフィデリティ

　リアリティ（現実味、臨場感）とフィデリティ（忠実性、再現性、信頼性）は、しばしば同様の意味で用いられていることもあるので厳密な区別をすべきかどうかですが、リアリティは「本物あるいは現実を想起させる」という意味で、どちらかというと、学習者がそう感じるかどうかにもかかってきます。

　一方フィデリティは、あえていうなら、忠実に再現されているかどうかで、ある程度、客観的に判断できる場合が多いです。例えば、実際に留置針を刺入して点滴ができるマネキンや、波形を変化させることができるモニター機器などはフィデリティが高いといえるでしょうし、手術

Chapter1 シナリオ作成

室の壁や機器の配置が実際と同様に忠実に再現されているシミュレーション室なども、フィデリティが高いといえるかもしれません。

機器や環境のみならず、シナリオの進行でもフィデリティは高められます。短時間で多くのことを判断し実施しないといけないように、時間の制限があらかじめ特別に条件として設定されているようなセッションでは、学習者は現場で感じるのと同じような時間内に行動するプレッシャーをそのセッションを通して体験するわけです。これはまさに時間に関してのフィデリティを上げたといえるでしょう。

このようないくつかの領域のフィデリティ（忠実性）によって、最終的に学習者がそのセッションをリアリティがある、つまり現実に近い、臨場感がある、などと感じるわけです。よって「リアリティを追求するには、この部分のフィデリティを上げる必要があるね」という表現は可能です。

モニターが本物であっても、プログラムソフトがないと実際に必要とする波形を随時出すことは困難です。ここで、いくらファシリテーターが口頭で「波形が変わりました」「あれっ、血圧が○○です…」といっても、臨場感という点では限界もあります。しかし、ここで、写真のように数枚の写真を紙に印刷して紙芝居のように変えていくだけで、学習者は本物の画面のように感じることができ、リアリティはかなり上がります。機器自体のフィデリティが上げられなくても、ちょっとした工夫でリアリティは向上するものです。

どのレベルの能力の習得を目指すか、その目標によって、整備すべき環境や準備すべき機器に要求されるフィデリティも変わります。

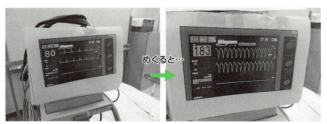

波形をプリントしたものをモニターに貼り、めくっていくことで数値の変化を表現し、リアリティを上げた例。

●「足りないもの」はアイデアで乗り切る

私の所属する病院のシミュレーションラボには、高機能シミュ

レーターが何体も並び、病棟を再現したかのような設備が完備されていて、控室やカメラがあって……などと想像された方もいるのではないでしょうか。

まさか京都大学医学部附属病院が、会議室でシミュレーション研修をしているとは、誰も想像しないかもしれませんね（笑）。でも、実際にやっていました。極論すれば、シミュレーションはどこでもできるのです。

またシミュレーションは、ファシリテーターのアイデア一つで、学習の場のフィデリティ、リアリティを上げられるところが、おもしろいのだともいえます。

さらに、学習環境を整える際に「足りないもの」が出てきたとしても、「本当にそれがトレーニングで重要な意味をなすのか」を考えることも、ファシリテーターに求められるコーディネート力です。「この医療機材がなければできない」というほど、その機材が重要な意味をなす場合には、"機材をシミュレーションの場に用意する"のではなく、「現場でトレーニング」したほうがよいテーマだともいえます。

● 機材に求めすぎない

シミュレーション教育というと、真っ先に「シミュレーターが必要！」と思うかもしれませんが、機材に求めすぎないことも大事です。胸骨圧迫の質を評価するトレーニングは人では絶対にできませんが、観察をテーマに、特に問診を含むときには人間シミュレーター（模擬患者）のほうがよいですね。

一方で、医療の発展・発達に伴い、現場の医療機材は日々改良されています。例えば、一連の技術手順の中で「新しくなった安全装置のかけ方についても学習をしてもらいたい」というように、医療機器の変化に伴った学習が含まれる場合には、現場で使用しているものと同じ機材を用意すべきでしょう（あるいは、現場でシミュレーションを行うべきです）。

Chapter1 シナリオ作成

● 人も資源

その研修に投資できる人・物・資金・時間が、どれだけあるかも把握しておきましょう。シミュレーション教育は、人的資源を必要とする学習方法です。人にもお金（コスト）がかかっていることを考えるのは大事です。

たくさんの協力者がいれば助かりますが、少ない人数で実施しなければならないときこそシナリオ作成に力を入れ、学習効果が下がらない工夫をしましょう。

● 代用教材を用意する創造力

院内であれば、教材として必要な医療機器は一通り準備できるでしょう。しかし輸血製剤や薬剤などは、本物を準備することが難しいものです。さらに、会議室では中央配管やナースコールも使えません。そこで私は、いろいろなものの代用品を創造するスキルを身につけました。

中央配管は、ラミネートした写真が大活躍。当初は紙で作ったのですが、酸素マスクのチューブを貼ったり剥がしたりした際に破けてしまったため、ラミネート補強するアイデアが出ました。輸液や輸血製剤もラミネート加工で作成すれば、ダブルチェックを行うと

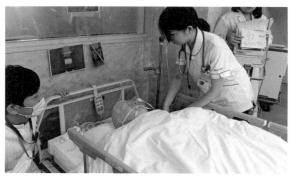

会議室でシミュレーション。
モニターやナースコールなど、実物を用意できないものは写真で代用。

いう目標はクリアできます。あまりに素晴らしい教材の出来映えに満足し、繰り返し使用していたある日のシミュレーション研修でのこと。「先輩、大変です。期限が切れています！　使用できません！」と……。学習者のほうが冷静でした。

　錠剤なども実物を用意するのが難しいものの一つですが、視覚情報もトレーニングには大切な情報になるときがあります。コストをかけすぎないためにも、代用品を創造する力は必要ですね。

　また、代用品を使用する場合、トレーニング開始前に学習者へ十分な説明をしておくことが大事になります（説明のコツはP124）。

ミラクル代用教材あれこれ　TIPS

- ★冷汗：霧吹きで模擬患者に水を吹きかけ演出。
- ★経皮経肝胆道ドレナージからの出血性の排液：抹茶と注射シミュレーターについていた模擬血液の粉で作製。
- ★模擬痰：シミュレーターの付属品は、100名を越える人数をトレーニングしようと思うとかなりのコスト高。そこで、水のりをお茶で薄めて使用。
- ★皮下気腫：そば殻を袋詰めして、握雪感を演出。
- ★末梢冷感：保冷剤を活用。
- ★離床センサーマット：当日急に必要になり、段ボールを活用して即席作製。笑いを誘う粗雑さに、雰囲気も和みました。

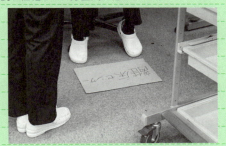

- ★気管挿管チューブ：自己抜管への対応トレーニングならば紙で十分です。
- ★ナースコールのボタン：ペットボトルのキャップ。
- ★50 mLシリンジ（色付き）：食紅を使って水に色をつけ、シリンジポンプへのセット練習。

iPad を活用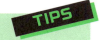

最近は iPad を使用し、SimMon® というモニター代わりになるアプリを活用しています。X 線写真、肺音、ナースコールの音、緊急コールの音なども、iPad に入れておけば活用できますので便利です（音量が不十分な場合には外部スピーカーを接続しましょう）。

動きの確認だけであれば、動画撮影や写真撮影の機能も活用できます。

システムも代用可能

反転授業 を取り入れたいけど高価な e-learning システムの購入は難しいという場合には、YouTube の限定公開機能を活用し、事前にそれらを視聴してもらうことで e-learning を行うというアイデアがあります。

Ito teacher's Lecture

反転授業（Flipped classroom）

従来のような講義中心ではなく、事前に与えられた課題を自宅などで予習しておき、授業時間は、むしろ質疑応答やディスカッションに重きをおく授業形態のことです。自分が学んだことをもとに、授業では学習者がアウトプット（発言、討論など）することが可能になるので、より参加型の学習が期待できます。

事前の課題学習には上記 TIPS にもあるように e-learning などをうまく用いると、学習者は端末さえあれば、学習の場と時間を自由に選ぶことができます。

もちろん学習者が事前に課題を学んでくることが前提条件であり、授業中のアクティビティーを維持して、期待される効果を上げるためには指導者の適切なサポートやマネジメントが必要になります。

Skill❷-6 学習に適切なグループサイズを考える

　グループサイズとは一般的に、グループワークを行うときの人数を指します。
　シミュレーション教育を行う時には大切な点であり、==グループ・ダイナミクス==(P66)を鑑み、より効果的な学習になるサイズ（人数）はどのくらいなのか、準備段階で練っておかなくてはなりません。

◎ 学習者の数

　院内の集合研修となると、「今年度入職してきた新人看護師全員」となってしまうので、受講生の数を主催者側で決定できず、なかなか難しいところです。大人数で一度に実施できないときには、2日にわたって午前・午後の開催にする等、工夫が必要です。
　また、1グループあたりの人数は、4〜5名程度が適当だと感じています。
　6名以上になると、==グループへの貢献度==(P66)もあまり感じられなくなり、自然と==社会的手抜き==(P66)が発生してくる印象があります。また、指導側も十分に学習者を観察・管理できないように感じます。
　ただ、ファシリテーターの人数不足で、6名以上のグループ編成にせざるを得ない状況も出てくるでしょう。その場合にはさらに小グループを編成したり、個々に役割をもたせることで問題を解消できます（役割には2種類あり、「配役としての役割」には医師役やリーダーナース役など、「チーム内の役割」としては記録・観察係やタイムキーパー、撮影係などがあります）。

◎ グループサイズとファシリテーターの配置

　ファシリテーターの数については、1グループ（4〜5名）に対し

> Chapter1　シナリオ作成

2名配置したいところですが、そこまで人数が確保できないこともあるでしょう。そのような場合のコツをご紹介します。

■1　1グループに1名のファシリテーターになる場合

　1グループに1名のファシリテーターになる場合には、全体を統括するリーダーファシリテーターを1名配置します。慣れていないファシリテーターがいる場合には、リーダーファシリテーターがサポートします。学習者の1人目がセッションを行う頃までは一緒にグループに入り、雰囲気と流れを作ってあげられると、その後の進行がスムーズにいきます。学習面や態度面でサポートが必要な学習者がいる場合には、ベテランファシリテーターが担当するグループに配置できるとよいでしょう。

　リーダーファシリテーターが全体を統括する際には、できるだけさりげなく見守り、学習者がグループのファシリテーターの発言に集中できるよう配慮します。学習者とファシリテーターとの信頼関係を構築しやすくするためには、不要な介入を避け、困っている場面が見られたときだけ介入するようにしましょう。

■2　複数のグループを担当する場合

　1名のファシリテーターが複数のグループを担当する場合には、

ファシリテーター（FA）の配置例

■1 1グループに1名のFAになる場合

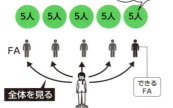

■2 複数のグループを担当する場合

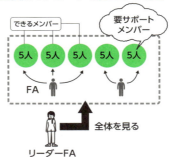

リーダーファシリテーターが全体へ質問や課題を投げかけ、場を進行するスタイルが向いています。各グループのファシリテーターは、問いの内容が理解できているか、作業に取りかかれているかなどのサポートをしていきます。グループによって誤解や理解不足が見つかった場合には、ファシリテーターは適宜リーダーファシリテーターに報告し、再度全体への説明を依頼することも重要な役割の一つです。サポートが必要な学習者がいる場合には、ベテランファシリテーターの担当グループに配置し、代わりに受け持つグループ数を減らすとよいでしょう。

❷の場合のデブリーフィングは、全体で行います。お互いのホワイトボードを眺める時間を作ったり（ギャラリーウォーク）、グループごとに発表してもらいホワイトボードに記録してもらうことで、個々の学習者が自身の課題を見出しやすくなる工夫をします。

TIPS

院内研修でのグループ編成時の効果的な人間関係づくり

★多少の息抜きも大切

　異なる診療科のメンバーを、あえてランダムに組むようにします。診療科内の人間関係は複雑な面があるので、中央研修では自分を知らないメンバーと組んでもらうことで、多少の息抜きの時間にもしています。また、新人看護師研修では同窓会的な要素も取り入れ、同じ学校から就職してきているメンバーを一緒にします。緊張感のある職場では解放できない「できない自分」を、「安全・安心な場」で知ってもらうための工夫です。

★離すべきメンバー

　仲よしクラブにならないよう、おしゃべりが多い、脱線しがちなメンバーは同じグループにならないようにします。
　また、仲が悪い同士も離すようにします。研修時間は限られているので、関係性の修復は別途行いましょう。ただし、長時間の研修においてはあえて一緒にするという強硬手段もあります。

Ito teacher's Lecture

グループ・ダイナミックス（Group dynamics）

　個人の行動や思考・価値観などは、その集団から影響を受け、逆に集団に対して個人が影響を与える場合もしばしばあります。集団を構成する互いの関係から生じる特性のことを「グループ・ダイナミックス」といいます。なおダイナミックスとは「力学」のことです。

　ここでは、グループになったときにどういうことが起こるか、何が期待できるか、あるいはどういうことが困難になるかなどを指導者が検討するという意味で用いています。

グループへの貢献度

　グループ内で自分に与えられた役割を果たすことや、討論に積極的に参加して発言することなどを意味します。

　特にグループ学習をするときは、互いに学び教える姿勢が必要であり、そこでの貢献度が低いと、期待したグループ学習の効果を得にくくなってしまいます。

社会的手抜き

　通常グループで作業をするとき、1人で作業する場合と比べて自分が努力する量を、意図してかあるいは意図せずしてかは不明ですが、作業量を減らす傾向があるということを示した心理学の用語です。

　グループサイズが大きくなると課題によっては、一人ひとりの貢献度がどうしても曖昧になりやすく、力を抜く原因になります。

Skill❷-7 学習に適切な空間デザインを考える

空間をどう使うか

"講義"を受けるとき、あなたの周りには何がありますか？　椅子に座り、目の前には机があり、黒板に向かって教師の講義を聞きながら集中してノートを取っているかもしれません。ときに教師から質問され、手を挙げた一人の学生が、全員に対し意見を述べます。

これは、講義の目的に適した形としてスクール型に整えられた場で、指導者と学習者がコミュニケーションをとっている空間です。学習者は主に「受け身」ですね（下図）。

他にも例として、グループワークを行うときのアイランド型、アイスブレイクなどで使うサークル型、バズ型、デブリーフィングに適した半円型（P68）などがあります。

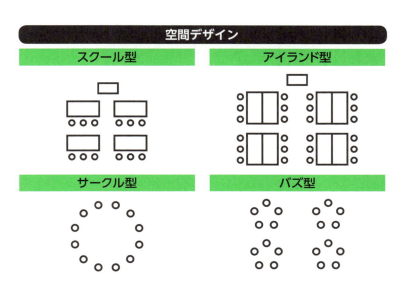

空間デザイン
スクール型／アイランド型／サークル型／バズ型

これまでも無意識に工夫をしているかもしれませんが、「どのような形でその空間を使うのか（空間デザイン）」は、学習の効率と効果に大きな影響があります。

看護のシミュレーション教育においては、通常、ベッドや医療機器、シミュレーターなどが置かれた「シミュレーションの場」と、ホワイトボードと椅子が置かれた「ブリーフィング・デブリーフィングの場」が、マジックミラーなどで分けられているような空間を用意します。ただし、マジックミラーなどはないことも多いので、パーティションやホワイトボードを活用します。

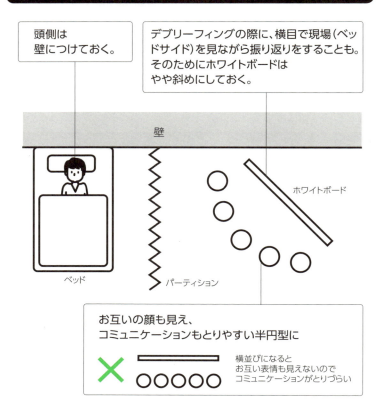

シミュレーション教育の空間デザイン

空間の効果的な使い方

★ベッドの頭側は壁につける

　通常、病室では、患者のベッドの頭側は壁につけられ、その上に中央配管などが配置されています。空間が狭くて頭側を空けておかないと見えない場合などは「ここには壁があることにする」と説明する必要があります。指導者も学習者も「ここは壁」と思っていても、シミュレーションに夢中になるとつい忘れてしまうものです。

　よくある事例を紹介しましょう。

　急変対応のシミュレーションの場面で、指導者としては、「手前にベッドを引いて、ヘッドボードを外して適切に換気をしてほしい」つまり、全体の環境整備という点にも注目してほしいと考えていました。しかしいざ始まってみると、部屋の真ん中に設置されたベッドの周囲を自由自在に学習者は動き回り、挙句の果てにはベッドを足側に引くこともなくヒョイと頭側に入り込み、換気を始めてしまったりということが起きます。

　「ああ、そこは壁のつもり……」とツッコミを入れたくなるのですが、それは指導者側の準備不足ですね。

★ホワイトボードに対して半円型に椅子を配置

　デブリーフィングの際、横並びになるとお互いの表情が見えないので、半円型にするようにしています。

　また、下記のようなことを意識しながら、椅子などの位置を準備しておきましょう。

- ☑ 発言しやすいこと
- ☑ 学習者同士が互いの顔を見やすいこと
- ☑ 学習者同士が集まって話しやすいこと
- ☑ ベッドが視界に入らないこと（ネタの仕込みが必要以上に目に入らないように）
- ☑ 必要に応じてベッドサイドに戻りやすいこと
- ☑ セッションとデブリーフィングが切り替えやすいように

★パーティションは、動かしやすく

　パーティションは、デブリーフィングの際に、少し動かせばベッドサイドが見えるくらいの位置に置きます。デブリーフィングのときにも、ベッドサイドにすぐ立ち戻れるようにしておきましょう。

Chapter1　シナリオ作成

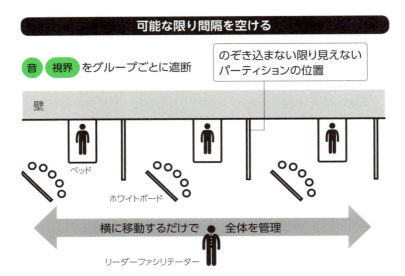

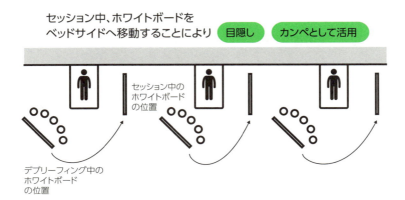

たくさんのグループで運営する際の空間デザイン

★可能な限りグループごとの間隔を空ける

集中すると互いのグループのことは耳に入らなくなりますが、盛り上がってくると声が大きくなり、周囲のグループの集中を削いでしまうことも考えられます。適切な間隔が必要です。

★リーダーファシリテーターの動きやすい配置にする

ファシリテーターの人数が少ない場合には、全体を見渡す指導者を1人確保するということを前述しました。そのようなときは、そのリーダーファシリテーターが動きやすいように配置することも考えます。

1つのグループだけ位置が離れてしまうときには、そのグループのファシリテーターは、経験豊富な人にお願いしましょう。

★パーティションがない場合には、ホワイトボードを代用する

前述したように、間隔を空けたいけれどマジックミラーの設備もパーティションもないというときにはホワイトボードを代用しています。ホワイトボードも動かしやすい配置が理想的です。

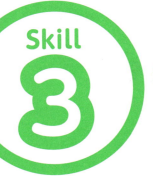

振り返り（デブリーフィング）の準備をするスキル

　<u>デブリーフィング</u>[P74]は、振り返りにあたる部分で、思考と行動の再構成の場であり、シミュレーション教育の核となります。そのため、シナリオの中でもデブリーフィングガイドを作成するときには、デブリーフィングの本質である"効果的な振り返りとはどういうことか"を、理解しておく必要があります。これらを踏まえて準備を進めていきましょう。

◎指示待ちナースを育てない

　デブリーフィングの目的は、実際に学習者がとった行動の裏に隠されている思考をその場で探り、なぜその行動をとったのか、丁寧に振り返り確認していくことで、学習者の中に「気づき」が生まれるようにするものです。

　ときには、その行動をとった学習者自身ですら気づかない思考を一緒にたどっていかなければならないときがあります。「ここで今、この行動をしたのは、どうしてだったのかな」「おっ、何かに気づいた!?　教えて」と促し、無意識だったものを学習者自身に言語化してもらいます。

　すると、こちらが答えを与えずとも、学習者は自分自身でさまざまなことに気づいていきます。人は、与えられるよりも、自らの気づきを引き出されたときのほうが、腑に落ちやすいのです。

　いわゆる"反省会"や"振り返り会"は、指導者から一方的に「できていないところ」を指摘されて終わることが多いものです。時間がないときや、すぐに修正が必須な場合はこの方法でもよいでしょう。しかしこれを続けていると「指摘をされたら直せばいい」と、

自分では考えない指示待ちナースが育ってしまいます。

◎チームで振り返るからこそ意義がある

　シミュレーション教育におけるデブリーフィングの本質的な目的は、「チームで力を合わせて振り返りを行っていくこと」です。一人では気づけないことも、チームでなら気づくことができますね。
　また、多様な考え方を知ることができます。一人では到底想像もできない視点からのコメントを仲間から聞けるので、振り返りの幅が広がります。**シングル・ループ**になりがちな学習が、チームで振り返りを行うことで自然に**ダブル・ループ**の学習へとつなぐことができるのです。
　さらにこれらの体験を通して、"チームで考えることの意味"そのものを学ぶ場になります。指導者からのコメントよりも仲間同士の意見のほうが、すんなりと聞き入れられる場合もありますよね。「ああ、みんなで振り返ってよかった」という学び合いの効果に対する実感は、これからも現場でさまざまな人から多くのことを学びとっていかなくてはいけない学習者にとって、とても大事な感覚です。

◎すぐに正解にたどり着けない時代に

　どのような教育も、やりっ放しでは人は育ちません。丁寧に過程を振り返り、次に同じようなことが起きたらどう対応すればよいのか、具体的な行動レベルでの確認ができないと、同じことの繰り返しになってしまいます。シミュレーション教育を実施したからといって、「過程の振り返り」をおろそかにしていては、実のある学習にはなりません。
　よくある失敗事例は、「結果」だけを見て評価し、修正をさせようとするケースです。それでは一つの問いに対し一つの答えにしかたどり着けず、「何万ものパターンの"正解"を覚えろ」という無理難題を学習者に与えているようなものです。
　十分に学習者の声に耳を傾け、どこまでできたのか、どこが不十

Chapter1 シナリオ作成

分だったのか、できなかったのかを丁寧に確認する作業ができると、個別性のある適切な指導につなぐことができます。さらに、そうして見つかった課題には、"どのように取り組むのか"を含めて学習していくことができます。

昨今の看護実践はより専門的でかつ複雑になりつつあり、すぐには正解にたどり着けない課題が増えている時代といえるでしょう。現象と自分を俯瞰的に見つめ、振り返る力を養っていく、自ら学ぶ姿勢が求められています。

行動を伴った振り返りであるデブリーフィングを充実させることで俯瞰的な視点も養い、「複雑で多様な看護実践をいかにして学び、身につけていくのか」という メタ認知力 の向上にもつながります。

Ito teacher's Lecture

デブリーフィング（Debriefing）

"振り返り"とも訳すことができます。

少人数での参加型学習やシミュレーションのセッションの最後で、そこでの出来事や行動などについて振り返り、その背景にある思考過程や、判断の根拠、その際の感情、あるいは気づいたことなどについて考察することを「デブリーフィング」といいます。

適切な振り返りは、行動変容につながるものですから、学習者の学びと成長にとっては極めて重要な意味があります。

Ito teacher's Lecture

シングル・ループ学習／ダブル・ループ学習

結果の中から露呈した問題について、シングル・ループ学習では、今ある「ものの見方・考え方」に則って問題解決を図り、その過程で学習することをいいます。例えば、「この部署への応募者が少なかったので、次回は募集時期や方法を変えてみよう」というものです。既存の「フレーム」自体には大きな修正は起こりません。

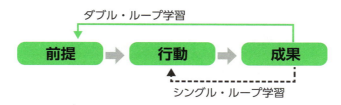

既存の「フレーム」そのものを変更する学習のことを、「ダブル・ループ学習」といいます。ここでは、問題が発生するのはなぜか、その背景や前提を考察します。同じ募集の例で説明すると、「そもそも募集するということ自体が、適切だったのか。実は、募集して新しく参加する人を増やすより、すでにいる職員に学習や研鑽の機会を提供し、業務改善をすることで、組織のパフォーマンスとしては十分に目標を達することができるのではないか」というようなことがわかってきて、フレームそのものの変換が起こることです。解決策が見えない課題などについては、チームで取り組んでみることで、フレームの変更につながる大きな発見があるかもしれません。

メタ認知力

メタ認知とは、自分の行動や考え方、特性などを、自分が客観的に認識することです。メタ認知力は特別な能力というより、大なり小なり、実は無意識にふだんから行っている場合が多々あります。

単純な例でいうと、「自分はよくこういう言い方をしてしまうことがあるので、意識して別の言い方をするようにしてみよう」など、いわば自分をモニターし、あえて意識して行動をコントロールしようとすることです。

Chapter1　シナリオ作成

Skill❸-1　効果的な振り返りのために　デブリーフィングガイド作成のポイントを押さえる

　デブリーフィングガイドは簡潔かつ具体的に作成できるとよいでしょう。最初に紹介したシナリオサンプル「急変を見逃すな！」のデブリーフィングガイド（P28）から、作成のポイントを示します。

シナリオ「急変を見逃すな!」デブリーフィングガイド作成のポイント

目標❶-1　迅速評価ができる

> P! それぞれの目標に対し、回答を引き出す問いかけを用意しておきます。

Q. 訪室した際、輩賀さんはどのような状態でしたか。まずはぱっと見で感じたことを、4つの枠組みで挙げてみましょう。

- 外見：ベッドサイドに端座位、落ち着きがない
- 意識：やや興奮気味
- 呼吸：頻呼吸
- 循環：頻脈

> P! 引き出したい回答の例を、整理しやすい枠組みにしてメモしておきましょう。決してこの通りに出てこなくてもよいのです。時間がある場合は、枠組みそのものを見出すところから学習者と一緒に行えるよう、幅を持たせます。

■ 指導ポイント

- 事前課題資料の活用
- ぱっと見から得られた情報を言語化できればOK

> P! 「どこまでできたら十分」なのかをメモしておきましょう。

- 回答が出てこない場合には、ベッドサイドへ戻る

> P! 学習者が行き詰ったときの一手をメモしておきましょう。

- 一語ずつしか話せないときは、「呼吸回数30回/分以上あり」のサイン

> P! 押さえておきたい情報もメモしておきましょう。

目標❶-2 迅速評価ができる

> **P!** スモールステップに応じた問いかけを展開しましょう。コツは、言語化（検知・認知）→判断→行動です。

Q. ①-1で得た情報をもとに、**正常か異常かを判断しましょう。**

→（有・無）

外見：落ち着きがない	➡	異常、転倒の危険あり
意識：やや興奮	➡	異常、暴力の危険もあるか？
呼吸：頻呼吸	➡	異常 ➡ 排痰のしにくさ、呼吸状態の悪化か？
循環：頻脈（106回/分）	➡	異常

Q. 評価をしてみましょう。どのような状態ですか？

→ショックの5Pが認められるため、ショックを疑います。

■ **指導ポイント**
- 事前課題と事後資料を活用
- ショックの5Pを押さえる

目標❷ 評価に基づき対応ができる

Q. どのような対応が必要でしょうか。

〈チームメンバーに対して〉
- 応援要請し、ショックの5Pが認められていることを伝える

〈患者に対して〉（職種に応じて可能な範囲で）
- 安全の確保
- 一次評価へ：意識レベル、ABC
- 排痰のためのケア

> **P!** 回答を整理する枠組みや問いかけの軸は、ある程度設定しておきましょう。行動の場合、「何が必要か」だけでなく、「何に対して行うのか」という形式でも整理することができます。

■ **指導ポイント**
- ショックの5Pを認めた場合には、その場を離れず緊急コール

　問いはより具体的に、引き出す回答の幅はやや広めに設定しておくことがポイントです。ガイド作成のポイントはP79～の失敗例も参照してください。

Chapter1 シナリオ作成

Skill❸-2 振り返りを促す 構造的な枠組みを活用する

　デブリーフィングを構造的に行う方法として、Plus/Delta や GAS 法がよく使われます。系統立った構造的な振り返りを進めるためには有用な枠組みの１つですし、標準化という意味ではデブリーフィングの質の維持にも役立ちます。シナリオサンプルの目標②について例を示しましょう（実際の使用時のコツは Chapter4、P186〜参照）。

● Plus/Delta

　よかった点、できていたこと（Plus）を書き出してもらい、さらによくするには？（Delta）と問いかけることで改善点を振り返る手法です。

よかった点、できていたこと（Plus）	さらによくするには？（Delta）
・ベッドサイドを離れなかった ・患者さんに声を掛けていた	・ショックの 5P を確認した時点で応援を呼んだほうがよかった ・まずは患者さんの安全を確保するためにベッド上に戻ってもらい、安楽な体位になってもらったほうがよかった

● GAS法

　G：gather 情報を集める、A：analyze 情報を分析する、S：summarize まとめるという形式で振り返る技法です。

Gather	Analyze	Summarize
・落ち着きがない ・やや興奮 ・一言ずつ話しをしていた ・頻脈	・ショックの 5P が見られているため、ショックを疑う	・脈を触ったときに冷や汗の有無も見る ・一言ずつ話しているときは呼吸回数 30 回/分以上のサイン ・ショックの 5P を確認したら次の行動へ移る

Skill❸-3 "使える"ガイドをつくるために
失敗例を知っておく

　ファシリテーターを始めたばかりの人は、デブリーフィングガイド作成の段階で"ファシリテーターマインド"を見失ってしまうターニングポイントにいます。

　よくある失敗例と解決のコツを紹介しましょう。自分の作ったデブリーフィングガイドが同じようになっていないか、要チェックです。

◯ 失敗事例①「台本」になっていませんか？

　デブリーフィングガイドは、台本ではありませんので、学習者がとるべき行動やセリフを逐一書いても意味がありません。台本になっている場合は、シミュレーションでなく **ロールプレイ** に近くなっています。もちろんロールプレイも大事な1つの教育手法ですが、シミュレーション教育は学習者の「等身大」でトレーニングを行うものです。

　前述のように、到達すべきポイント、振り返るべき点が簡潔に書かれていること、学習者自身のアクションが重視されるよう構成されていることが必須です。

　これらの違いを意識して、デブリーフィングガイドを見直しましょう。

Ito teacher's Lecture

ロールプレイ(Role playing)

　ある特定の立場の人になったつもりで台本にそって演じることで、異なる立場の人の視点である問題について考えたり、思考や行動のプロセスを互いに学習すること。演じて、何を感じ、どんなことに気づいたかを共有していくことも相互理解につながります。

失敗事例② ざっくりしすぎていませんか?

　ポイントは押さえて、その他の部分はざっくりというのならいいのですが、全体的にあいまいな部分が多すぎると、同じシナリオを使っていても、グループごとで到達度に差が生じる原因となります。

　例えば、「SBAR で報告ができる」という目標に対する模範回答について、「指導者レベルでわかることだし、ガイドは空欄にしておいて、グループごとの指導でよいでしょう」なんて考えていると、これが落とし穴に。「S」がやたら長すぎて、急変とわかるのは報告の後半……なんていうことも。

　慣れない人は十分に作り込んだうえで、押さえるべきポイントをわかりやすく示すようにしたほうが無難です。「このくらいで OK だろう」は、シミュレーションが実際に始まってからでは命取りになります。

失敗事例③ 細かすぎませんか?

　失敗事例②と相反することなのですが、やたら細かく作り過ぎるとその通りに進めようとしてしまい、一方的に教える"ティーチング"になってしまうケースがあります。1つの目標に対し質問項目が多すぎたり、そこで確認する知識が細かく記載されすぎている場合は要注意です。

　デブリーフィングは、「その場でこそ学んでほしいこと」にグッと焦点化したほうが効果的です。いろいろと盛り込みたい気持ちもわかりますが、あとで学習すればよいことは事後資料として渡し、むしろ「さらに学びたい心」を効果的にくすぐりましょう。

失敗事例④ 目標とずれていませんか?

　目標は簡単なのに、振り返りで求められたレベルが高すぎると、まるで目標が達成できなかったようで、がっかりしますよね。逆に、

目標が高いにもかかわらず振り返る内容が足りないのも、学習者に不全感が残ります。

そこで、デブリーフィングガイドのレベルが学習者の目標のレベルとずれていないかを確認することが重要になります。スモールステップを指導者チームで共有し、相互を照らし合わせ、到達のレベルが高すぎたり低すぎたりしないか、テストランなどで確認しましょう。

失敗事例⑤　質問がステップに沿っていますか？

デブリーフィングガイドは、Q＆Aで作成していくと使用しやすいものになります。しかし、問いかけの順番がスモールステップ（P56）に沿ったものでないと、ストーリー展開ができず、実際の振り返りが難しくなってしまいます。

何を見て、何に気づかなければならないのか、ここでも、「検知」→「認知」→「判断」の流れ（P47）で導けるようにすると効果的です。

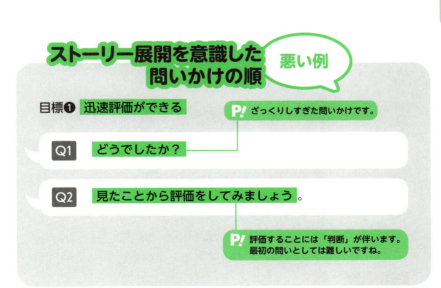

Chapter1　シナリオ作成

ストーリー展開を意識した問いかけの順　よい例

目標❷　迅速評価ができる

P! まずは「検知」したことを言語化してもらう問いかけをしましょう

Q1 まずは、ぱっと見で気づいたことを事前課題の枠組みに沿って書き出してみましょう。また、今回は見られなかったものの 次に確認したい項目は、青字で書いておいてください 。

P! 書き出しながら気づいたことにも対処できるよう、具体的な指示を出しておきましょう。

Q2 得られた情報の中で、ショックの5Pに関わる項目にマル〇をつけましょう。

　いきなり評価をしてみようと言われても、何を評価してよいのか戸惑ってしまいますね。まずは、何を見たか（検知）から一歩ずつ振り返ることができるように問いかけましょう。

◉ 失敗事例⑥　指導者間の合意は取れていますか？

　指導者チームの間でも、シナリオを作りながら議論が白熱してくると、なかなか合意形成できないときがあります。
　そんなときには議論を一度中断します。そして思いきって立ち上がり、エキスパートの動きと思考を実際にイメージし、「それができるためには、何を知らないといけないのか、何ができるとよいのか」と、動きながら細分化し考えてくるとよいでしょう。まさに 逆向き設計 です。 (P84)

出た意見をホワイトボードに書きながら進められると、全員で情報を共有しながら議論を重ねることができます。そして、全体像が描けたら、最初のステップをみんなで確認しましょう。

スモールステップの例はP55でも示しましたが、さらにイメージしやすいように、「内藤家におけるカレーライス作製の場合」を表にしてみました。もしかすると、皆さんの家庭では違うステップを踏んで作られているかもしれませんね。内藤家に新人料理人が入ってきた場合、家族がこれらを共通認識としてもっていなければ、効果的な指導ができません。

理想的なデブリーフィングガイドとは、「今回のトレーニング対象者が、トレーニング終了時に得られるゴール」である発言や動きの中身が描かれていることです。そもそもこのゴールを指導者チームで共有できていなければ、デブリーフィングにうまくつながりません。指導者チームの合意がとれる形でデブリーフィングガイドを作成しましょう。

例）内藤家カレーライス作製の場合のスモールステップ

カレーが作れる	カレーの材料を知っている	野菜・肉の名前と物が一致する
		旬の野菜がわかる
		どこで買えるかがわかる
		お金の使い方がわかる
	カレーの作り方がわかる	カレーを作る手順がわかる
		調理器具の名前と道具が一致する
		道具の使い方がわかる
		野菜・肉の切り方がわかる
		火加減や炒め方がわかる
	ご飯が炊ける	米がわかる
		米がとげる
		炊飯器の使い方がわかる
	盛りつけられる	皿がわかる
		おいしそうな盛りつけ方を知っている

Chapter1　シナリオ作成

○ 失敗事例⑦　ガイド、作っていますか?

　シナリオ作成、特にデブリーフィングガイドの作成は、本当に骨の折れる作業です。とはいえ、デブリーフィングガイドを作成しなければ、骨抜きシナリオになってしまいます。たとえ指導者が一人の場合でも、一度はまとめ、振り返りの方向性を確認することは必要です。

　複数の指導者で担当する場合には、ガイドがなければなおゴールを共有しにくく、学習者に不利益が確実に生じます。

Ito teacher's Lecture

逆向き設計

　「逆向き設計」論とは、ウィギンズ（Wiggins G）とマクタイ（McTighe J）によって提唱（2012）されたもので、「～ができる」という到達目標から、そのために必要になる教育内容や過程を構築するものです。修了時の姿をあらかじめ描き、指導の前にあらかじめ評価法を検討し、それに基づいて教育計画を立てる手法です。教えるべき内容からスタートする従来の授業設計とは違い、目標からさかのぼってつくり上げていくのが特徴です。

Skill❸-4 誘導にならないために 「問い」の切り口を具体的にしておく

◎ 最初の問いが大事

　シミュレーション教育を行った人が必ず一度はぶつかる悩みが、「まるで答えを誘導しているかのようになってしまう……」というものです。

　私の経験上、質問が"誘導"になる要因は「問いが抽象的」であることがほとんどです。何を答えたらよいのかわからず戸惑う学習者の様子に焦った指導者が、そこに質問をたたみかけてしまうと、どうしても強引なやりとりになりますね。そうならないためにも、デブリーフィングガイドの問いをより具体的にしておくことで、初心者でも効果的な問いが投げかけられるようになります。

　複数患者の検温トレーニングの例を挙げて考えてみましょう。対象は、春頃の新人看護職です。指導者から学習者に対して簡単に患者紹介をしたあとは、学習者自身に模擬カルテから必要な情報収集をしてもらいます。そのあと患者のもとへ向かい、検温の実施となります。

　目標の1番目には、「複数患者の状態を把握する」とあります。皆さんだったら、デブリーフィングで、どのように最初の問いを投げ掛けるでしょうか。

　ここでは、「そもそも学習者は、どの程度患者のことをカルテから把握できていたのか」を問うことがポイントになります。なぜなら、その時点での患者の情報収集が不十分であれば、検温をしたところで十分には患者の状態を把握することができないからです。与えられた情報から患者の全体像が描けているのか、どこに問題があるのかを考えながら検温したのか（仮説を立てて対応したのか）、そこを探ることからデブリーフィングはスタートします。

Chapter1　シナリオ作成

「複数患者の状態を把握する」を第1目標とした場合の　最初の問いかけ例

デブリファーの問いかけの「悪い例」

> やってみてどうでしたか？　まとめてみてください。

P! 問いが漠然としています

デブリファーの問いかけの「よい例」

> 模擬カルテから得られた情報をもとに、各患者の情報を端的にまとめてください。また、問題だと感じている情報には赤丸をつけてみましょう。

● 「なぜ？」から聞かない

　誘導のようになってしまうもう1つの要因に、答えにくい問いかけから始めてしまっていることが考えられます。

　「主体的に考える人を育てなくては」と思い、「なぜ？」「どうして？」と根拠を問いかけることはよくありますね。しかし、「なぜそうしたのか」を確認する問いに、人はすぐには答えられません。また「なぜ（そうしたのか）？」と問うことは、その学習者だけに過去の思考を振り返ることを仕向けているわけで、誘導しているようになってしまいがちです。プレッシャーにもなりますね。

　最初は患者に起きていた「現象」や学習者がとった「行動」がどのようなものだったか、「事実」をそのまま答えてもらう問いかけのほうが回答しやすく、無理やり答えさせる雰囲気にもなりにくいでしょう。

　仮に「初期評価を行う」という目標であれば、「なぜそうしたのか」

から問うのではなく、「訪室した際に、ぱっと見で得られた患者さんの様子、見たことをそのまま伝えてください」と問いかけたほうが、学習者は回答しやすいのです。そこから「では、なぜそうしたのかを考えてみましょう」と掘り下げていくステップを踏むことが必要です。

●「こうすべき」はない

デブリーフィングガイドを作成するときに陥りがちなポイントと解決策を紹介しましたが、実は、作り方に「コツ」はあっても、「こうすべき」というものはありません。これが、最も大事なことです。

シミュレーション研修が広く行われるようになり、シナリオ（本）も多く作られるようになりました。すでに用意されたデブリーフィングガイドもあります。そのために、指導者が「その通りにしなければ」とシナリオにがんじがらめにされている場面に私は多く遭遇してきました。「ああしなさい、こうしなさい」と縛られていては、"考えるファシリテーター"になれませんね。

デブリーフィングガイド作成の極意とは、「ここだけは外せない」という軸を各目標に設置し、それ以外は緩くしておき、各ファシリテーターのもち味を活かすことです。シミュレーション教育は、ぜひ指導者も アクティブラーニング 志向でいきましょう！

Ito teacher's Lecture

アクティブラーニング（Active learning）

指導者からの一方向的な講義ではなく、学習者が主体的、能動的に参加して、課題を解決する力を養うことを目的とする学習法です。学びの主役（オーナー）は教える側ではなく学習者自身であることを、双方が理解する必要があります。ディスカッションやグループワークなどを用いて、問題を解決していくようなプロセスで進めていきます。リフレクション（P225参照）も重要な要素になります。思考を活性化できるような形態であれば、講義もアクティブラーニングになります。

Chapter1　シナリオ作成

Skill❸-5　シミュレーションの目的別で評価方法を選択する

◎「評価」は本当に必要？

はじめに、「そもそもこのトレーニングで評価する必要があるのか」という検討が必要です。シミュレーションには「評価」と「体験（学習）」の２つの側面があります。「体験することにより学びを得ること」を主目的として実施したいのであれば、無理に評価をしなくてもよいでしょう。

◎ 評価ツールを活用

シミュレーションを通して到達度の評価をしたい場合には、チェックリストやレーティングスケールなどの評価ツールを用いるのがよいでしょう。

また、長期的な視点でそのシミュレーション教育を展開するのであれば、学習者を能動的にさせる意味でもぜひ、**ルーブリック**を作成し活用すると効果的です（それぞれ P89〜90 に特徴をまとめました）。

Ito teacher's Lecture

ルーブリック（Rubric）

学習の達成度を判断する基準を示す評価ツールのことです。評価の基準を明確にするために、評価のそれぞれの観点に対して、到達度を数段階に分け、表形式にして表します。客観試験では、知識は判断できても、思考、行動、技能などは評価できません。行動面においても、あらかじめ評価の観点とその到達度を示しておくことで「何が評価されることか」についての情報を、学習者と指導者、また複数の指導者間で互いに共有することもできます。

評価ツールの例

■ チェックリスト（胸骨圧迫）

タスク	実施できた	実施できない
5〜6 cmの深さで押すことができた	☑	☐
100〜120回/分のリズムで胸骨圧迫ができた	☑	☐
押した後、しっかりと胸を元に戻した	☐	☑

■ レーティングスケール（チームリーダーとしての能力）

タスク	評価
課題をチームメンバー間で共有した	3
チームメンバーに適切な役割分担を指示した	4
チーム内の意見の衝突に適切に対応した	2
課題解決に向けて、時間内に意思決定に導いた	2

とても劣っている	1	要求されているタスクの多くを達成できていない
平均よりやや劣っている	2	要求されたタスクの達成度は60％程度であった
平均的	3	限界はあるものの80％以上のタスクを達成できている
平均以上の能力である	4	タスクはほぼ期待どおり全て達成できている
たいへん優れている	5	タスクを全て達成。メンバーへ共感的態度を示す、あるいは倫理的な課題にも言及できた

■ ルーブリック（チームリーダーとしての能力）

スキル	チーム活動が円滑に行われるレベル	チーム活動に大きな支障は出ていないレベル	チーム活動に支障が生じているレベル	チェックポイント 太字は絶対NG項目
コミュニケーション	・すべてのメンバーに通るような声で、互いに明確な指示出しまたは報告がある。	・伝えたい人に伝わる程度の声で、明確な指示出しまたは報告がある。	・明確な指示出しまたは報告が見られない。・指示出しまたは報告をしているが、声が小さく伝わっていない。	☐ **指示出し** ☐ 報告 ☐ **声の大きさ** ☐ アイコンタクト
コミュニケーション	・与えられた指示または報告に対し、クローズドループコミュニケーションが図られており、指示や報告内容などがチーム全体でも共有できている。	・与えられた指示または報告に対し、限られた両者の間でクローズドループコミュニケーションが図られている。・チーム全体での情報共有には至っていない。	・与えられた指示または報告に対し、だれも反応しない。	☐ **指示・報告に対するリアクションがない**
リーダーシップ	・互いに誰がリーダーかを認識し、指示に従うことができている。	・リーダーの認識はできているが、個々が独自に動いている。	・だれがリーダーなのか互いに認識ができておらず、リーダーを実施しようとする人も出てこない。	☐ リーダーが不在 ☐ **リーダーの指示に従わない**
リーダーシップ	・リーダー役は、メンバーを把握し、能力に応じた指示を出すことができている。	・リーダーはメンバーを把握しているが、能力に応じた指示が出せていない。	・リーダー役は、メンバーを把握できておらず、能力に応じた指示が出せていない。	☐ **メンバーの把握（名前）** ☐ メンバーの把握（能力）

Chapter1 シナリオ作成

主な評価ツールの特徴・メリット・デメリット

	チェックリスト	レーティングスケール	ルーブリック
〈特徴〉	①最善の方法を反映 ②結果を評価する ③初心者、受講者同士でも採点が可能 ④タスクトレーニングやアルゴリズム・ベースド・トレーニングで活用しやすい	①コンセンサスを反映 ②過程を評価する ③評価に慣れている評価者に向いている ④アルゴリズム・ベースド・トレーニングやシチュエーション・ベースド・トレーニングで活用しやすい	①理想的なパフォーマンスモデルを反映 ②結果と過程（＝パフォーマンス全体）の評価に使われる ③誰もが使用できる ④シチュエーション・ベースド・トレーニングで活用しやすい
〈メリット〉	判断が明瞭 初心者でも活用できる 作成しやすい	チームトレーニングなど、「できた・できない」では評価ができない過程を評価することが可能	評価者によって生じるバラツキを最小限にできる 到達度が明確で改善点がわかりやすいため、学習者は能動的に取り組める 客観的に評価されている安心感もある
〈デメリット〉	項目数が多いと評価しにくい チームトレーニングなど、パフォーマンスを評価するものには向かない	評価者によって判定にバラツキが生じる 評価については事前の打ち合わせが必要 表現を具体的にしないと、何を評価すればよいのか不明瞭になる	作成には時間を要し、作成後も微調整が必要（約3年） 事前に提示し、評価後はタイムリーに返却しないと効果がない 型にはめるというとらえ方をすると、自律性を奪う可能性も考えられる

※ルーブリックというのは「パフォーマンスの質を段階的・多面的に評価するための評価基準表」のこと。

アンケート結果と学習効果は別

　いわゆる一般的なアンケートはそのときの感覚で回答することも多く、単なる満足度にすぎないことがあるため、学習の到達度の評価には使えないと考えてよいでしょう。外部でファシリテーターを務めるときなどは、アンケート結果に一喜一憂しそうですが、本当に学習効果があったかどうかは別と考えてよさそうです。

Skill❸-6 感覚的な気づきを見つけるために
学習者目線でテストランしてみる

　実際にテストランを実施してみると、机上でシナリオを作成していたときよりも課題の難易度が高いこと（低いこと）を、感覚的にとらえやすいでしょう。また時間配分なども行ってみると想定とは違うことを肌で感じます。むしろこれらは「やってみなければ」わかりません。ここでは、テストランでしか点検できないチェックポイントを示します。

- ☑ 学習者目線で「目標」をチェックする
- ☑ 学習者目線で「模擬患者の演技」をチェックする
- ☑ 学習者目線で「患者情報の整合性」をチェックする
- ☑ 学習者目線で「設営の実際」をチェックする
- ☑ デブリーフィングガイドの引き算をする

◯「目標」は、提示する順序が大事

　テストランは、「学習者の目線に立ってみる」「学習者として体感する」ことが何より大事です。
　まず「目標の提示のされかた」をチェックします。わかりやすいかどうかはもちろんですが、その目標が提示されたときに、「何を感じるか」「どう感じるか」が意外と重要です。ネタバレしている目標でも支障はないか、それとも完全にマスクしたほうがモチベーションを高められるのか等、学習者になりきって自分たちの提示した「目標」を見ることが重要です。
　そして、「目標を提示される順序」が意外と重要です。これは最後まで通してやってみないとわからないかもしれません。目標が実際の動きに応じた順序で提示されていると、ステップアップしながら全体のシミュレーションと振り返りを進められることに気づくで

しょう。

目標に見合った「演技」の準備をする

　模擬患者の演技は、よほどの演技派でないかぎり、"ぶっつけ本番"は難しいものです。もし学習者に模擬患者を担当してもらうのであれば、演技指導を簡潔に書いたものなどを用意しておきましょう。

　演技はシミュレーション教育において重要なファクターとなるものです。そこで目標に「観察する」という項目が挙がっているのに、模擬患者の演技がかなり緊急性を感じさせるものになっていたら、観察している場合ではなくなります。

　「苦しい！　助けて—」と、スタートの合図と同時に大声で叫びまくり、駆け寄って来た学習者にしがみつき、焦らせたりしてはいませんか。災害トレーニングや、パニックを起こしている患者への対応トレーニングなら、この演技は100点満点ですが、「観察」を目標としている場合には不適切です。大げさな演技が、「意思疎通ができない」→「急変対応が必要」と判断させ、学習者が他の看護師を呼んでしまう結果に……というのは、よくある失敗例です。

　何を目標としどんなトレーニングを行うのか、そこを見失わないように模擬患者の演技も準備しましょう。

「患者情報の整合性」を確認する

　シナリオ作成の段階では気づかない細かな設定として、例えば、家族背景やキーパーソンについての情報、入院後の経過や温度板があったほうが効果的だなと感じられる場面があります。

　重要であるにもかかわらず整合性がとれていなかったり、不足している患者情報については、シミュレーション前に学習者から質問される可能性があります。慣れている指導者であれば、即座にその場で作り、回答できるかもしれませんが、そうではない初心者にとっては一層緊張させられる材料となってしまいます。テストランで学

習者の目線に立ち、疑問に感じた点については、情報を追加するとよいでしょう。

　ただし、その研修の狙いを十分に把握したうえで情報を追加します。情報がありすぎても、事前の情報提供（収集）に時間がかかり過ぎてしまう場合もあります。何を学んでほしいのか、きちんと吟味しつつ追加しましょう。

○　「設営」で没頭できる環境づくりを

　テストランは、できれば実際に研修を行う部屋で実施すると効果的です。ベッドの配置や必要な医療材料を設置する位置、どこに椅子やホワイトボードを置くのか、学習者がシミュレーションに没頭できる環境を調整しましょう（空間デザインについてはP67）。

　会場が異なればその会場なりの効果的な設営法があると思います。これも、学習者目線で実際に会場を見ることで気づく点です。

○　デブリーフィングガイドの引き算をする

　机上で考えていると、あれもこれもとデブリーフィングガイドの中身が"山盛り"になっていることがよくあります。山盛りのままにしておくと、あれもこれも伝えねばと焦るあまり、ティーチング（一方的に教えてしまうこと）が始まってしまう可能性が大きくなります。

　テストランの機会には、実際に学習者役に問いかけてみることで、デブリーフィングガイドの中で確認すべきことに優先順位をつけ、できれば引き算をするつもりでチェックしましょう。

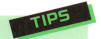

テストランが1回目から うまくいったら、それは危険信号

　もしテストランが1回でうまくいったならば、それは、ネタバレしている関係の中で実施しているからです。この場合には、シナリオ作成に関わっていない人に学習者として加わってもらい、βテストを行うことをお勧めします（αテスト、βテストの解説はP23参照）。

　一度もテストランを行っていないシナリオでは、自分たちの意図しない想定外の言動が必ず見られるはずです。βテストでも支障がなければ、考えられることは、次の3つです。

　①内容が簡単過ぎた
　②実はトレーニングの必要がない課題だった
　③シナリオが完璧だった

βテストができないときはαテストを繰り返す

　理想的にはαテストの後、βテストまで実施できるとよいでしょう。ただ、それが難しい場合もあると思いますので、そのときには納得のいくまでαテストを繰り返すとよいでしょう。αテストは、シナリオの完成度を上げる意味に加えて、自分たちのリハーサルにもつながります。

時間がない時は、どうすればいい？

　みんなで集まってテストランを行う時間がない場合には、各自の頭の中でテストラン（イメージトレーニング）をします。

　また、内容に関しては、シナリオ作成に携わっていないメンバーに第三者目線で見てもらい、実際の学習者にマッチしているか、ずれはないかなどについて確認するとよいでしょう。

Skill 4 ファシリテーター側でビジョンを共有するスキル

◎指導者も教材の一つ

　シミュレーション教育の最も大事な教材は「人」です。学習者同士が教え合い刺激し合うという意味でもそうですし、指導者チームが"ファシリテーターマインド"をもっていることが、とても重要です（プロローグ、P2）。

　そもそも指導者間で「学習者中心」という教育のスタンスが共有されていなければ、「あれもこれも教えるべき」という状態で本番を迎えてしまいます。すると、学習者たちだけで考えるよう出した課題に対し横槍を入れてしまったり、ティーチングを始めてしまったりと、答えを誘導するような状況に陥ります。

　もちろん、必要に応じた手助けは大事ですが、「ここは学習者の頑張りどころ」「ここまでは手を出さない」など、指導者間での共通したスタンスは重要です。

◎「教えるってどういうこと？」でつながる

　ファシリテーターマインドを共有する過程で、副次的なメリットを得ることもあります。私は、指導者同士が「教えるってどういうことだろう」という話題でつながることができるのも、シミュレーション教育から派生したよいことの一つと考えています。

　自分はどのように学んできたのか、教えられてきたのか。またどのように学んだことが、今の自分の看護に活かされているのか。部署や病院を越えて、「教えることとは何か」という共通のテーマで語り合える仲間をつくることは、自身の臨床の場を豊かにしてくれます。

Chapter1 シナリオ作成

Skill❹-1 "盛り込みすぎ！"にならないために
指導者間でゴールを共有しておく

　目指すゴールを指導者間で話し合い、合意していなければどういうことが起こるでしょうか。

　A氏：まだ入職2か月目だし、**応援要請までできたらOK**にしよう。
　B氏：もう入職2か月目だから、**応援要請とリーダーへの報告まではして**もらわないと。
　C氏：夜勤に入ることも考えて、人数が少ない状態でも十分に対応できるよう、**挿管介助ぐらい**はやってもらおう。

　お分かりのように、指導者チーム内でそれぞれの描くゴールにばらつきが生じていると、とんでもないことになってしまいますね。
　P55でスモールステップを描いたように、「どこがゴールなのか」というところまで詰めておくとよいでしょう。また、オリジナルのシナリオを作成しない場合にこそ、指導者側スタッフ全員で必ず事前の打ち合わせをより綿密に行いましょう。

集うメンバーとテーマの共通性

　新人看護職を対象とした中央研修に、病棟や臨床経験といった背景の異なるファシリテーターが指導者チームとして集う場合、それぞれがもつ個別のエピソードが邪魔をしてしまい、計画の段階から合意に至らないこともあります。
　それぞれの病棟で必要なことは、違って当然です。中央研修でシミュレーションを行う場合には、指導者はできる限り病棟における個別性を排除し、どの病棟や外来でも共通する事項を取り上げる、という視点が必要になってきます。
　診療科で特徴的な内容に関しては、診療科ごとにトレーニングを行うようにしましょう。そのほうが、特色を出したトレーニングが可能となり、効果的です。

Skill❹-2 次につなげるためにも 協力的ではない人の協力を引き出す

　指導者以外にも、多くの人の協力が必要になるのがシミュレーション教育です。当日助っ人に来てくれる看護部の人もいれば、学習者を送り出してくれる病棟の管理者も大事な協力者の一人です。

　そんな中"協力的でない人"はファシリテーターを悩ませるもの。そのような人の協力をも引き出すことをファシリテーターはぜひ、考えたいものです。

　コツとしては、その人が、な̇ぜ̇協力的ではないのか、そこを押さえることです。ここでも成人学習理論を活用し、相手のニーズをつかみ、上手にアプローチしましょう。

　病棟の管理者が協力的ではない場合、いくつかの理由が考えられます。「シミュレーション教育よりも、やるべきことがある」と考えているタイプの管理者には、その人自身が抱えている課題を聞き出し、それを優先的にトレーニングに盛り込んでいくのが有効でしょう。こういう方法もあるんだということを、まずは知ってもらうのが得策です。

　年代によってはシミュレーション教育に慣れておらず、「人前で恥をかくのが嫌だ」という理由で協力的になれない人もいるかもしれません。このタイプの人には無理に参加してもらわないようにしましょう。それでも来てくれたときには医師役などで登場してもらい、「メンバーからの状況報告を聴いてもらう」「一言指示を出す」といったシンプルな役回りをお願いしましょう。案外、ノリノリでやってくれます。協力してくださった際には、「医師役がいてくださるとリアルになって、学習者のやる気が違いますね。ありがとうございました」と、お礼を伝えることも忘れずに。協力者への配慮も、学習環境を整えることにつながります。

引用・参考文献（Chapter 1）

- Dent JA, Harden RM (eds)：A Practical Guide for Medical Teachers, 4th ed., p199-214, Churchill Livingstone, 2013
- 志賀隆監修，武田聡，万代康弘，池山貴也編：実践シミュレーション教育——医学教育における原理と応用，メディカルサイエンスインターナショナル，2014
- 中原淳編著，北村士朗他著：ここからはじまる人材育成——ワークプレイスラーニング・デザイン入門，中央経済社，2004
- G. ウィギンズ，J. マクタイ著，西岡加名恵訳：理解をもたらすカリキュラム設計——「逆向き設計」の理論と方法，日本標準，2012
- レイブ＆ウェンガー著，佐伯胖訳，福島真人解説：状況に埋め込まれた学習——正統的周辺参加，産業図書，1993
- Tim Swanwick (ed)：Understanding Medical Education——Evidence, Theory and Practice 2nd ed., Wiley-Blackwell, 2013
- 阿部幸恵編著：臨床実践力を育てる！——看護のためのシミュレーション教育，医学書院，2013
- 阿部幸恵：看護のためのシミュレーション教育はじめの一歩ワークブック第2版，日本看護協会出版会，2016
- 池上敬一他：患者急変対応コース for Nurses ガイドブック，中山書店，2008
- 日本医学教育学会編：医療プロフェッショナルワークショップガイド，篠原出版新社，2008

ブリーフィング

Chapter 2

このChapterで知ってほしいこと

ブリーフィングで大事なことは "学習の場をつくる"こと!

いよいよシミュレーション研修の日になりました。ファシリテーターも緊張していますが、学習者も緊張しています。

実は、緊張している状態では頭も身体も動かず、いい学びは得られません。会場にみんなが集合した時点から、緊張をほどよくほぐしたり、集中力を高める働きかけをすることも、ファシリテーターの役割です。
つまり、「よりよい学習の場をつくる」のスキルです。

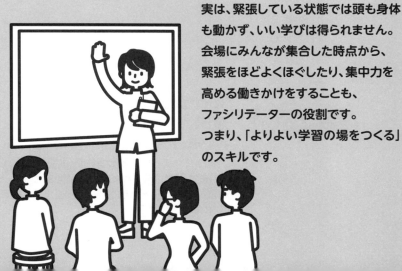

Chapter2 ブリーフィング

ブリーフィングの手順とスキル活用マップ

タイムスケジュール／学習目標の共有

どのような流れでシミュレーション研修を行っていくかというタイムスケジュールと「学習目標」を掲示し、全員で確認します。

自己紹介（アイスブレイク）

セッションを始める前に、当日一緒に学習するメンバー同士で、自己紹介を兼ねたアイスブレイク（P114）を行います。互いをよく知るためにも、指導者側も一緒に参加しましょう。

シナリオ説明

本日のシナリオについて説明をします。まずは患者の背景（氏名・年齢・性別・診断名・治療法と具体的な状況・バイタルサイン・既往歴）を伝えましょう。

Skill 6
緊張をほぐす・集中を高めるスキル⇒P113

Skill 5
積極的な参加を促すスキル⇒P103

安心・安全な場であることの説明

緊張がほぐれたところで、今日の学習の場が「安全」であるという グランドルール (P123) を確認します。「間違えても大丈夫」「積極的に発言してほしい」ということを伝え、全員で共有しましょう。

作戦会議

トップバッターがセッションを始める前に、学習グループのメンバー全員で集まってもらい、提示された課題について何をどうすべきか、「作戦」を立ててもらいます。そこで話し合われたことをヒントに、トップバッターにセッションを始めてもらいます。

Chapter3 →

配役

セッションのトップバッターや患者役、他の看護師役、医師役などを決めます。

Skill 7 関心を引き出すスキル ⇒P128

Skill 9 学習の場の価値を高めるスキル ⇒P143

学習環境の説明

シミュレーターや使用する医療機器があれば、使い方を説明する必要があります。また、ここで1回のセッションの時間の目安も伝えておくとよいでしょう。

Skill 8 心理的負担を和らげるスキル ⇒P137

学習目標のおさらい

説明を受けているうちに忘れてしまうこともありますので、先に確認した「学習目標」をもう一度ここでおさらいします。

課題の提示

すでに提示した患者の背景に加え、本日の課題、つまり学習者が対応すべき状況(時間帯・チームメンバーの構成・患者さんからの訴えや変化)を説明します。

Chapter2 ブリーフィング

ブリーフィングに必要なスキル

学習の場を適度に温める

その日のシミュレーション研修という「学びの場」をより効果的なものにつくり上げられるかどうかも、ファシリテーターの腕にかかっています。その場を盛り上げるだけでなく、学習の場として適切な状況になるように関わることが求められます。

そこで、ブリーフィングで必要なスキルは、次の5つです。

- ⑤ 積極的な参加を促すスキル ・・・・・・・・・・・・・・・・・・・・・・・・・P103
- ⑥ 緊張をほぐす・集中を高めるスキル ・・・・・・・・・・・・・・・P113
- ⑦ 関心を引き出すスキル ・・・・・・・・・・・・・・・・・・・・・・・・・・・・・P128
- ⑧ 心理的負担を和らげるスキル ・・・・・・・・・・・・・・・・・・・・・・P137
- ⑨ 学習の場の価値を高めるスキル ・・・・・・・・・・・・・・・・・・・P143

学習の場として適切な状況とは、学習者の緊張や不安が適度にほぐれ、学習に対する関心や集中が高まり、メンバー全員が積極的にセッションに参加できるようになっている様子であるといえるでしょう。全身を温める準備運動に似ているかもしれませんね。ここでは、そのような状況を作り出すための具体的な働きかけ方について、それぞれ解説していきます。

Ito teacher's Lecture

ブリーフィング (Briefing)

シミュレーションの開始前に、「今日のシミュレーションでは何をするのか」与えられた課題や流れ、シナリオの背景や状況を説明することを「ブリーフィング」といいます。学習者や指導者、またファシリテーターも、互いに目標や流れを共有します。使用する機器や設定された環境についても説明するのはこの時間です。

積極的な参加を促すスキル

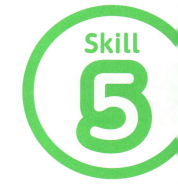

◎積極的になれる心理的条件とは

シミュレーション研修をやっていて一番うれしいのは、学習者が積極的に参加してくれている様子を見る場面ではないでしょうか。逆に消極的な学習者を見ると、「もっと参加してほしいなあ」と思うものです。

そこでファシリテーターは「積極的に参加してくださいね」という言葉をかけるかもしれませんが、それではかえってプレッシャーに感じて引いてしまう人もいるでしょう。ここではぜひ、「学習者が積極的になれる心理って、どういうものだろう」ということを考えて、積極性を引き出せるような働きかけをしてみましょう。

自分自身が学習者として研修に参加したとき、積極的になれるのは、どのような環境でしょうか。知り合いが多くて上司がいないときか、あるいは関心のあるテーマが課題のときでしょうか。

積極的な参加が促される最低限の条件とは、互いに責めたり評価されたりしない環境で、自分自身の関心が自由に解放できる場、つまり「安心・安全」が保証されている場であることです。間違いを指摘されたり、正解や不正解があって、厳しい態度で説明を求められたりする環境には、正直、参加したくありませんよね。

「間違ってもいいんだ」「積極的にやることにこそ価値があるんだ」というグランドルール（P123）をさまざまな方法で共有していきましょう。

Chapter2 ブリーフィング

Skill⑤-1 積極的になってもらうために
安心・安全な学習の場をつくる

◯ 雰囲気づくりは大切

　「安心・安全な学習の場づくり」は、グランドルールとして示され共有していきますが（P121）、実は研修会場に学習者が入ってくるところから、私たちファシリテーターには工夫が求められています。

　よく「会場に入るところから研修は始まっている」といわれますが、研修会場に入った途端に研修モードに切り替えられる学習者はそう多くはないでしょう。緊張もしていますし、どんな研修になるのかわからず不安も抱えていることがほとんどのはずです。そこで、コミュニケーションをとりながら緊張をほぐし、徐々に学習者を研修参加モードにしていきます。

　私がよく使う手法は、明るい音楽を流す、笑顔で迎えるといった些細なことです。若手を対象にした院内研修では、「おはよう！今日は参加してくれてありがとう」と笑顔で出迎えます。たとえ必修の研修であっても、そんなふうに迎えられたらうれしいですよね。

　また、グループ分けを当日に行いたい場合には、くじ引きでワクワク感を盛り上げます。名刺サイズのカードを入口近くの机の上に並べておき、表には和むキャラクターを、裏面にはグループ番号を印刷しておき、学習者に選んでもらいます。ポイントは、本人の意思で選んでもらうこと。研修最初の主体的な「アクション」を引き出すのです。そのときも、「何が出るかな、何が出るかな♪」と合いの手を入れたり、カードを引いたら「おっ、出ました１番！」と場を盛り上げます。

　まずは、「なんだか今日は楽しそう！」「いつもと違うな♪」と感じられるような雰囲気づくり、仕掛けができるといいですね。

積極的な参加を促すスキル **Skill ❺**

Skill ❺-2　参加度を高めるために　チームで学ぶ雰囲気をつくる

◉ 徐々に参加度を高める

　グループメンバーがそろうまでの時間も、有効活用します。初めて顔を合わせる人たちでランダムにグループを組む場合には、何もしないと、なんとなく気まずい雰囲気が流れ出します。

　ファシリテーターが各グループを回り、挨拶や互いの会話を促すよう声を掛けていくのもよいでしょう。事前課題を提示している場合などは、同時にさりげなくその進捗状況を確認します。課題を忘れた人を責めたりせず、病棟に忘れてきたのであればとってきてもらうこともできますし、「○○さんに見せてもらってくださいね」などと、グループ内でフォローし合うよう伝えることもできます。

　また、「忘れちゃった人は、そのぶんメンバーの発言に一生懸命耳を傾け、うなずいたり、もっている知識を最大限に使って、必死でグループに貢献すること～！」と、その場でクリアできそうな課題と役割を与えます。

　事前課題の中でこれだけは事前に押さえておいてほしいという内容があれば、それをクイズとして用意しておき、「事前課題の資料を活用して、スライドのクイズをチームメンバーと協力して挑戦してみましょう。解けるかな～」と、少しワクワク感をもたせるような投げ掛けを行うのもよいでしょう。

　また、当日のテーマにつながる話題を提供し、グループ内で話してもらうこともできます。「これまで体験した急変は？　互いに共有してみてください」「バイタルサイン、どこから測る？　チームで共有してみましょう」と投げ掛けます。

　「このチームとメンバーで頑張るぞ～！」という雰囲気づくり(**チームビルディング** P106)と、ゲーム性(**ゲーミフィケーション** P106)を、この時点から取り入れられると、学習者は徐々に参加度を高めていくことができます。

Chapter2　ブリーフィング

Ito teacher's Lecture

チームビルディング（Team building）

仲間が思いを一つにして、一つのゴールに向かって進んでいくための効果的な組織づくりや、チームをまとめていく手法のこと。シミュレーションは、所属横断的なメンバーが集合して行うことも多いので、そのセッションやその場で、チームの力を高める必要がありますね。

ゲーミフィケーション（Gamification）

ゲーミフィケーションは、「日常生活のさまざまな要素をゲームの形にする（ゲーム化する）」という意味です。ゲームがもつ独特の発想や仕組みによって参加者の知的好奇心を刺激し、コミュニケーションを活発化させたりします。アイデアを共有するために、セッションの中でも取り入れることもあります。

仲がよすぎる学習者2人には、チームワークの輪を広げる手伝いをしてもらう

仲のよすぎる2人がチームにいて、研修は始まっているというのに指導者の話を聞いていないようであれば、どうしますか。

チームのシャッフルが可能であれば、途中でチームシャッフルタイムを設けましょう。これは、あたかも「予定通り」であったかのように行うのがコツです。

チームの再編成が難しい場合には、その仲のよさをうまく活用しましょう。チームをまとめる役割をその2人に与え、チーム対抗戦にすることで、チームワークを発揮せざるを得ない環境をつくります。「力を合わせることが、気づけばチームへの貢献につながっている」ということを体験させます。小さな成功体験ができたら、次は2人から3人へと徐々にその輪を広げていくことの課題と楽しさを体験してもらいます。

恋愛ドラマでもよくありますが、2人を引き裂こうとすると、かえって盛り上がるときがありますので、『北風と太陽』の考え方で対応したほうがよいでしょう。

積極的な参加を促すスキル **Skill ⑤**

Skill ⑤-3 マスクは外してもらい
体験型学習のための姿勢を整える

● マスクは外してもらう

　マスクをしている参加者がいたら声をかけて、できるだけ外してもらうようにします。それは、せっかくの **体験型学習**(P108) であるシミュレーション研修の場にもかかわらず、マスクという"心理的な壁"があることで学習者同士の対話もはずみませんし、指導者側からもその人の表情が読みとりにくくなってしまうからです。

　決して強制にならないように「体調が悪いのかな？」「今日はたくさん話をしてもらいたいから、ぜひ外してほしいな」といった雰囲気で聞いてみましょう。

　他にも、腕組みをしている人や椅子にダラッと座っている人、つまり学習意欲がみえないような態度に感じられる人にも、「体調が悪いのかな。大丈夫？」と声をかけると、比較的雰囲気よく学習者の"姿勢"を変えることができます。「やる気あるの？（怒）」と強い口調で声をかけてしまうと、逆効果ですよね。

　教育の基本かもしれませんが、"姿勢"を変えることから自然と"学習態度"が整います。学習態度が整うと、周囲の学習者にもよい影響が出ます。集団で学ぶ効果をよりアップするためにも、大事な準備だと言えるでしょう。

● 態度が悪くてもいきなり退場はNG

　私が昔やってしまった失敗は、ピシャリと一言物申すでした。しかし、これをやってしまうと対立関係が生まれてしまいますし、周囲に対しても余計な緊張を与えることになります。自分の中の「怒りとガッカリ感」は、その場では少し横におき、まずはその学習者に寄り添いましょう。

> Chapter2　ブリーフィング

　退院指導の場面で患者さんが椅子にダラッと座っていたら、皆さんはどう対応するでしょうか。いきなり怒鳴ったりはしませんよね。「あれっ、体調が悪いのかな？」「何かあったのかな？」と患者さんに寄り添い、想像を巡らせるはずです。その対象を、学習者に代えるだけです。私はあえて、態度の悪い人の隣や近くに座ります。もし関係性ができている人なら、「よっ！　社長っ」などと、明るいツッコミもいいかもしれませんね。いきなり退場させるのは適切ではありません。多くの場合は、近くで見守られているだけでも十分抑止力が働きます。もし声掛けにも変化がなく、改善が見られなかったら、「せっかくの学びの機会を逃す残念な人だ」と見守りましょう。

　何よりよくないのは、その人の態度がファシリテーターのメンタルに影響して、全体でのパフォーマンスが下がることです。そして、そのことによって他の学習者に悪影響を与えてしまうことです。ファシリテーターがイライラしたり叱ったりしたら、他の学習者へ「安全の場」を提供することができなくなりますね。学習者それぞれに関心をもって、配慮をして、それでも手応えがなかったら全体をとる、あきらめも大事です。

Ito teacher's Lecture

体験型学習

　学習者が自ら実際にやってみて学んでいく学習方法です。意図するのは、指導者が一方的に教え込むのではなく、「体験すること」を通じて学習者が自ら何を気づくかということにあります。「ただやってみる」だけでは体験型学習とはいえません。

　シミュレーション教育も、思考過程や行動を通して「体験し、気づくこと」が大切で、そこにこの学習の意義があります。

Skill 5-4 チームワークを高めるために
消極的な学習者をフォローする

　学習者個々への関わり方も大切です。ここでは、消極的な学習者への個別的な働きかけを紹介します。

● おとなしい人

　一般的に消極的というと、「発言が少ない」「返事がない」「おとなしい」という様子がイメージされます。しかし発言は少なくても、前のめりになって、ノンバーバル（非言語的）コミュニケーションで"参加"を表現できていれば、それで十分です。元々、見た目にも性格的にもおとなしいタイプの人はいます。そういう学習者に無理に発言をさせようとすると、余計なストレスをかけることになります。おとなしい人でも、安心・安全な場であることが認識できれば自然と笑い声が出て、話すようになります。上手に場をつくり、本人が乗ってくるまで待つことも大切です。

● 返事がない人

　「返事がない」タイプの場合には、実は質問の仕方が悪い場合があります。抽象的な質問を投げてしまうと、学習者は何を回答したらよいのかわからなくなってしまうのです。すると指導者は、その様子を見てイライラしたり、さらに説明を追加したりして、学習者の考える時間を奪っていきます。
　わかりやすい言葉で、具体的に問い（よい発問）を投げ掛けることが肝心です。中には、ただ単に具合が悪かったという場合もありますので、体調の確認も忘れずにしましょう。

> Chapter2　ブリーフィング

● 目線が合わない人

目線が合わないとき、それは無言の抵抗をしている場合があります。そのような学習者に対しては、この研修を行う「意味づけ」をすると、次第に自分の課題を見出すことができ、能動的に研修に参加できるようになります。

また、必ず名前で呼ぶようにします。人間は、名前で呼ばれると反射的にそちらを向こうとする習慣がありますし、自然と表情が出てきます。

さらに、その学習者に役割を与え、場や仲間に自然となじんでもらう方法もあります。できれば、その学習者が他のメンバーよりもそれについて得意だったり、よく知っているような役割を与えると効果的です。

● 他のメンバーに譲ることが多い人

恥ずかしかったり、自信がないときに見られるのが譲り合いです。要するに、人前で恥をかきたくないのです。その場合は、「安心・安全な場」を体感させていきましょう。

譲り合ってしまっている様子を見かけたら、「譲らないで、ほら」と無理に誰かにやらせようとするよりも、ファシリテーター自らも譲り合い状況に参戦するのです。「どうぞどうぞ……って、まるでギャグみたいですよ!?」と笑いながら声を掛け、"譲り合っている"ということを他の表現で伝え、場を和ませるのも一つの方法です。

譲りがちな人には、**正統的周辺参加**（P112）の考え方で役割を与え、徐々に参加度を高めていけるようにするのがよいでしょう。いきなり発言者やトップバッターに指名するのではなく、医師役（コールに出るだけで実際には登場しない）や家族役など、負担の少ない役割から参加させたほうがよいかもしれません。たとえ自ら手を挙げることがなくても、順番が回ってくればやってくれたり、役割を楽しそうに演じてくれる様子がみられれば一安心です。

● リアクションが薄い人

　無理に発言はしなくてもよいのですが、わかったのかわからないのか、そこだけは確認しておきたい場面がありますよね。でもリアクションが薄い人は、うなずいてもくれません。

　そんなときには、「理解できたなと思ったら、うなずいたり相づちを打ちましょう」というように、より踏み込んだグランドルール（P123）を提示しておけると進めやすいです。

　意思を示す合図を決めておくのも Good です。「ここまで、いいですか？　OK な人は、モモを 2 回叩きますよ。ポンポン。NG の人は、頭を 2 回叩きます、トントン。さあ、いきますよー、せーの！」と、話すリズムを意識しながら問いかけることで、学習者がペースに乗り回答をもらいやすくなります。

● 防衛的（攻撃的）な人

　間違いばかり指摘されると人は、攻撃されている、非難されているといった印象を受け、防御の姿勢をとるようになります。防衛のために攻撃的になる人もいれば、心を閉ざす人、モチベーションを下げてしまったり、指導者を避けるようになる人など、さまざまでしょう。シミュレーション教育を"試験"などと誤解していると、そのような態度になってしまうこともあるかもしれません。そうすると、いつしか指導者 vs 学習者の構図ができ上がってしまい、良好な関係を築くことができません。

　ブリーフィングは、ファシリテーターと学習者の関係性を作り上げいく過程であるととらえ、信頼関係を築く働きかけをしましょう。

　防衛的（攻撃的）になっている人へのファシリテーターの対応として大事なのは「承認のメッセージを届ける」ことです。防衛的なタイプは、「ここは安心・安全な場である」という認識ができていないために守りに入り、先に攻撃を仕掛け、周囲を威嚇しようとしたりするのです。

Chapter2 ブリーフィング

　「ここは安心・安全な場」であることを、直接的・間接的なコミュニケーションを交えながら伝えることがコツです。具体的には、名前で呼ぶ、笑顔で接する、目線を合わせる、相手の発言に反応する、"ありがとう"を伝えるなどです。

　効果的なのは、さり気ない"ありがとう"のメッセージです。学習者の一挙一動を観察し、たとえば資料を配布してくれた、仲間の椅子を並べてくれた、よい点に気づいてくれたなど、些細なことも拾い、受け止め、「○○さん、□□してくれて、ありがとう」と伝えます。すると徐々に心の氷が解けて、表情も和らいでいきます。

　根気強く対応を続けることが肝心ですが、そもそも個人的なトラブルを抱えているような場合には、ファシリテーター交代やメンバー交換をしましょう。

Ito teacher's Lecture

正統的周辺参加(Legitimate peripheral participation)

　初めは周辺的なものから参加しつつ（=周辺参加）、経験を積むにしたがって次第に関わりが深まり、参加度合いや与えられた課題の内容が徐々に深化し、パフォーマンスの複雑さが増していく学習過程のことです。イメージとしては、弟子入りして技術を習得していく過程に類似しています。

　社会人類学者のレイブ（Lave J）と人類学者のウェンガー（Wenger E）によって"Situated Learning（状況的な学習）"（1991）の中で提唱されたため、このプロセスを「正統的周辺参加論」といいます。

　社会的活動に参与することを通して学ぶ知識や技能の習得を、「状況的な学習」と呼びます。状況的学習が成立するには、何らかのコミュニティや部門に所属することが必要であり、そこでは学習者が仮に全くの初学者であったとしても、まずは正式な一員、メンバーとされます。これが「正統的」の意味です。

緊張をほぐす・集中を高めるスキル

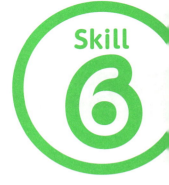

Skill 6

◎適度な集中状況を即興的につくり出す

緊張と学習効果 には密接な関係があります。あまりに緊張している状態では、人はよい学習効果を上げることができません。逆にリラックスしすぎていても学習の効果は得られませんので、集中力も必要です。したがってファシリテーターには、適度な緊張感と、適度な集中状況を即興的につくり上げるスキルが求められます。

学習者個々の適度な集中力に加え、その日のトレーニングに集まったメンバーらの、チームとしての集中力も大事です（チームビルディング、P119参照）。

そこで活用できるのが、頭も身体も関係性もほぐれる「アイスブレイク」という手法です。その日のテーマや状況、学習の目的に合ったネタを活用できるとよいでしょう。

またブリーフィングでは、患者背景や課題、学習環境の説明といった情報を、次から次へと学習者に提供していきます。そのような中で、アイスブレイクでせっかく高めた集中力を、セッション開始まで途切れさせない工夫も必要でしょう。

具体的にはどのように行うのか、解説していきます。

Ito teacher's Lecture

緊張と学習効果

グループやチームの、学習効果やパフォーマンスに「雰囲気」が関与する割合は30％程度にもなるといわれています。

Chapter2 ブリーフィング

Skill❻-1 "ぐっと集中"してもらうために
テーマにつながるアイスブレイクを選択する

● ほぐし効果だけじゃない

アイスブレイクの目的は言葉の通り、はじめは固まりがちな学習者の思考や身体を十分にほぐし（ブレイクし）、チーム内でのコミュニケーションを促進することです。ただし、効果はそれだけではありません。

学習者のほとんどが初対面同士の場合には、自己紹介や"その場をほぐす"役割として使うことができますが、一方、知り合いばかりで、その場が学習環境として緩みすぎている時は、その日に学習するテーマや目標に重要な要素をアイスブレイクで扱い、集中力を高める方法としても活用できます。

例えば、チームトレーニングをテーマとして、「適切な指示が出せる」という目標を設定した場合に行うアイスブレイクの例を紹介しましょう。

「適切な指示が出せる」が目標の日の アイスブレイクの例

自己紹介も終わったところで、1つ皆さんに取り組んでいただきたいことがあります。紙の余白に、これから私が言うとおりに、形を描いていってください。でき上がるまで、隣の人のものは見ないように。準備はいいですか？
1 まず、丸を描いてください。
2 次に、三角を描いてください。
3 さらに、四角を描いてください。
4 そこから線をひっぱって、星を描いてください。

以上です。さあ皆さん、隣の人がどのようなものを描いたか、見てください。

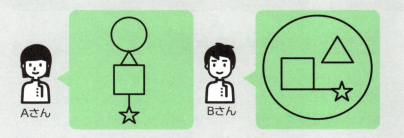

同じ指示でも、受け取り方によってこんなにも結果が違ってきてしまうことがわかりますね。

　このアイスブレイクには、「同じように伝えているつもりでも、そのようには伝わらないことがある」というメッセージが含まれています。
　つまりそれは、学習目標である「適切な指示とはどういうことか」を投げかけることにもつながりますし、「こういうこと、看護現場でも多くありますよね」と一言添えるだけで、それぞれの学習者の看護現場に立ち戻る思考を投げかけ、学習への集中を引き出すことにつながります。
　学習者が隠されたテーマへの導きに気づかずアイスブレイクに没頭し、最後の種明かしで「おぉー！」という声を上げれば、作戦成功。ワクワク感も引き出され最高ですね。
　目的別のアイスブレイク集を巻末（P248）に掲載していますので、参考にしてください。

Chapter2 ブリーフィング

Skill❻-2 緊張を「ほぐす」／集中を「高める」
学習者の状況でアイスブレイクを使い分ける

◉ 緊張をほぐすには自己開示する

　緊張をほぐすには、自己開示につながるアイスブレイクが適しています。共通点が見つかるだけで、人は親近感が湧くものです。例えば、**チェックイン**(P118)。今の気持ちを、素直に話してもらいます。「あっ、緊張しているのは自分だけじゃなかった」と、わかるだけでも打ち解けることができます。話題としては、夏休みの過ごし方、ボーナスの使い方、愛して止まないモノ、最近ハマっているコト、自分の一年を表す漢字など何でもOKで、共通点から話は自然と膨らんでいきます。

　ただ、一見成功したように見える大失敗もあります。アイスブレイクそのものは盛り上がったけれど「で？　今日の研修、何が目的だったの」というような場合です。

　リラックスムードが流れるのはいいのですが、盛り上がり過ぎて、いつしか指導者自身もすっかり雑談に巻き込まれてしまい、トレーニング時間を大幅に狭めてしまうのもいただけません。

◉ 朝イチは「動く」時間にする

　朝は準備体操を兼ねて、少しだけ身体を動かすアイスブレイクを取り入れましょう。「動」の時間を意図的につくることで、研修に活気をもたらすことができます。

　例えば、指相撲。「これから1分間指相撲を行います。ペアを作って、できるだけ多く相手の指を押さえてください」「あとで押さえられた数を聞きますので、カウントしておいてください」とだけ伝え、「よーいスタート」で指相撲を始めてもらいます（進め方は付録P248参照）。

キャーキャー言いながら、腕をクネクネさせて頑張っています。そこで、「何回でしたか」と各チームに問いかけ、答えてもらいます。さらに、「できるだけ多く、と言いました。あるペアは"戦わず、協力し合って"互いに50回ずつクリアしたそうです」というように、ルールそのものを覆す思考を紹介するエピソードを挟み込みます。

　皆「指相撲」と聞くと、「相手に勝つこと」をイメージして必死になります。つまりここでは、指相撲を通して メンタルモデル を共有すること（そうすることでチーム活動のパフォーマンスが向上すること）、さらにはルールそのものを問う感覚を知ってもらうことが第2の目的です。チームトレーニングの前に取り入れると、より効果的でしょう。

　その他、グループごとに一列に並んでもらい、端から端へ風船をパスリレーさせたりします。その際、朝起きたのが早い順で一列に並んでもらったりするのもよいでしょう。

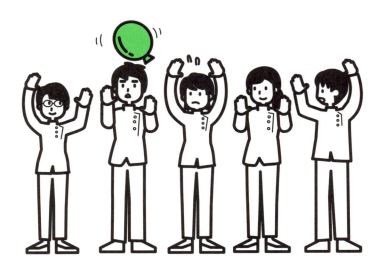

● 午後からは、午前の勤務疲れをとる

　午後からのシミュレーション研修におけるアイスブレイクでは、午前中の勤務の疲れがすでに出ている場合もありますので、そのあ

たりを労いつつ、ストレスを発散させるような内容にできるとよいでしょう。

例えば、「午前中に体験した、『聴いてください！　こんなことあんなこと』エピソードを紹介してください」と問いかけ、うれしいことも悲しいことも、みんなで共有し研修に臨みます。

昼の休憩を十分にとれないまま研修に臨んでいる場合もあるので、「今日のお昼ご飯は？」というトークテーマにして、昼食がとれているかを確認したりといった、さり気ない配慮をしていきます。

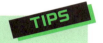

コンディションの確認

アイスブレイクは、学習者同士の関係性やコンディションを確認する場にもなります。あまりにも集中力に欠けるときは、疲れている証拠です。そんな日は、トレーニング自体も短めにし、サクッと終わらせたほうが効果的です。

Ito teacher's Lecture

チェックイン（Check in）

通常、ホテルや旅館での手続きのことですが、ここでは、会議の前などに、参加者に自分が感じていることや近況、あるいはセッションに参加するに際しての意気込みなどを端的に語ってもらい、参加者で共有することをいいます。

メンタルモデル（Mental model）

物事の見方や行動に影響を与える、ある程度固定した「自身の観念」のようなもので、少し言い方を変えると「自分に深く染みついた思い込み」や、「これはこのはずだと一般化した思考」などのことです。これらは無意識的に、私たちがどんな行動をとるか、あるいはとりやすいかに大きく影響を与えます。

Skill❻-3 メンバー同士の関係を親密にするために
チームビルディングを意識する

◉ 「課題をクリアせよ」で盛り上げる

　部署内でシミュレーション研修を行う場合などは、メンバー同士の関係性はすでに築けていますので、チームビルディング（P106）を意識し、全員で課題をクリアするようなアイスブレイクの内容にできると、チームの集中力が増します。例えば、この場だけは「学習者 vs 指導者」という構図にチーム分けをして、互いに問題を出し合い、競います。ここでのポイントは、少しだけ必死になれて、かつ「そんなマニアックなのも知っているなんて〜」と、笑えるネタであることです。

〈例〉
　★木ヘンの漢字
　★ボトルウォーターの採水地
　★「あ」から始まる芸能人の名前
　★当該科の医師のフルネーム

◉ 「なりきりインタビュー」で質問力を上げる

　最近は、「なりきりインタビュー」をアイスブレイクのネタとしてよく使います。日常にある身近なモノになりきってもらい、インタビューを受けるのです。インタビューをする人は、相手のことを想像しながら質問を繰り出していきます。

Chapter2　ブリーフィング

アイスブレイク「なりきりインタビュー」の例

〈進め方〉
① 2人ペアになってください。
② インタビューする人／される人を決めましょう。
③ では、「こんにちは。私は○○です」から始めてください。時間は1分間です。

> A　こんにちは、私はペットボトルです。

> B　こんにちは、ペットボトルさん。ペットボトルさんは、どんなものがお腹に入っているのですか？

> A　私は、水専門なんです。でも最近は、お洒落になりまして、桃とかリンゴとか、香り付きなんですよ。

> B　すごいですね。香水をつけてるみたいですね。

> A　お洒落でしょ。でもね、ほら。飲んでいる最中から身体をペコペコ押されるのよ〜。だから、もう服がすぐにボロボロになっちゃう。ひどいときには脱げちゃうのよ。

> B　お洒落好きなのに、それはなんとも辛いですね。脱げてしまったときはどうするのですか？　……（つづく）

　これは、質問力に加え、共感力を鍛えるトレーニングでもあります。相手に関心を寄せ、共感しながら「聴く」ことで、自然と次の質問が出てくることを体験できます。問診の力をトレーニングするようなシミュレーション研修の前に行うと、より効果的ですね。

緊張をほぐす・集中を高めるスキル **Skill ❻**

Skill❻-4 主体的に参加してもらうために
学習の意義とグランドルールを伝える

シナリオの説明に入る前に、改めてその日のシミュレーション研修の意義と グランドルール（P123）をセットで伝えるようにしています。

実際に私がどのように話をしているか紹介しましょう。

グランドルールの伝え方 の例

さあ、今日はシミュレーション研修を行います。シミュレーションというのは、周りを見てください。こんなふうに模擬の状況を設定して、その中で行うトレーニング方法のことです。古くは、パイロットたちが行っているトレーニング「フライトシミュレーション」からスタートしています。

飛行機事故の少なさは、皆さんもすでによく知っていますね。非常に効果があるものなので、それらは医療の世界でも取り入れるようになりました。そうです、キーワードは「医療安全」です。**安全に医療を提供するために、必要なトレーニングなのです**。

> **P!** その日のシミュレーションの特徴と意義を簡潔に伝えます。

シミュレーションといっても、いろいろあります。4、5月に行った注射、吸引というのは、テクニカルスキルのトレーニングでした。

今日行うのは、シナリオを活用して、設定された状況の中でトレーニングを行う、ノンテクニカルスキルのトレーニングです。"ノン"が付くということは、単なる手技ではないということがわかりますね。具体的には、**状況を認識する力、意思決定する力、コミュニケーション力、チームワーク力、などがそれにあたります**。

> **P!** 当日学んでほしい大枠を示します。

Chapter2　ブリーフィング

　そして大事なのは、個人の限界の管理です。事故が起こりそうな状況に遭遇したときに、自分はどんなふうになるのかを知るということがとても大事になります。**「自分は、こういう場面ではこうなる傾向があるんだな」ということをつかんでください**。それがわかれば、たとえピンチに遭遇しても、うまく対応できるようにトレーニングをすればよいだけです。恐れることはありません。

> **P!** その日のトレーニングを通して、より具体的に「どのようなスキルを身につけた人になってほしいのか」を伝えます。

　なんでもかんでも自分一人で対応することだけが正解ではありません。チームで共有すること、SOSを出すこと、適切なタイミングで「報・連・相」をすることも、大事な役割になります。
　今日は、ご縁あってこのチームになりました。運命共同体です！チームで協力して、今日の研修を乗り越えていってください。
　そして今日は、たくさん起こるハプニングを楽しんでください。どれだけ間違えても、インシデントレポートは書かなくてOKです。**むしろ間違えたほうが、そのグループの学びは大きくなりますよ！さあ、一緒にトレーニングをしましょう**。

> **P!** 間違えてもOK！というグランドルールと意義をセットで示すことで、積極的な参加を促す声掛けをします。

〈本日のグランドルール〉

発言に耳を傾け、お互いの意見を大切にしましょう。

必ずしも正解はありません。まずは、言語化してみましょう。

発表後は、拍手で承認と感謝の気持ちを表しましょう。

ここは安全な場です。ハプニングも含め、楽しみましょう。

シミュレーション研修の意義とグランドルールを丁寧に説明するのは、主体的に研修に臨む姿勢をつくるためです。ブリーフィングの時間は、学習者の構えをつくるための時間です。学習者とファシリテーターがマインドを共有することで、目標に向かいやすくなります。

院外でのシミュレーション研修なども基本的には同じで、参加者が課題と感じているニーズと、この研修が終わると到達できるゴールの姿を共有します。研修の意義を理解し、成長した自分を想像することができれば、はじめはニーズが薄かった学習者も、学習テーマが自然と「自分の課題」へと変化していきます。

Ito teacher's Lecture

グランドルール（Ground rule）

セミナーや会議、セッションの開始時に、ファシリテーターやリーダーが、全体の申し合わせとしてルールを決めることをいいます。あまり細かいことを規定するものではなく、多くの場合、安全で参加しやすい、発言しやすい環境を設定するために用います。

例えば、「発言するときは必ず最初に所属と名前を言ってから発言してください」「相手の提案に反対する場合には、必ず自分の考えやアイデアも一緒に述べてください」などというものです。また、「この場が安全なもの」であることを明確に示しておくことが重要であり、参加者の判断で選択してよい部分や、いくつかの取り決め、約束事があれば明確に示すようにします。

Chapter2 ブリーフィング

Skill❻-5 セッションに没頭できるように
学習環境の説明を十分に行う

● 説明不足がセッションを止めてしまう!?

　学習内容に集中してもらうためには、セッションの途中で余計な疑問を抱かせないように必要十分な説明を行う必要があります。場面設定が理解できていないと、セッション中にその日の学習の本題と違うところで学習者の動きが止まってしまう……なんていうことがあるのです。

１失敗事例「点滴が外れてます!!」
　「模擬患者なので点滴を刺さずに腕に貼っておくことにした」けれど、それを知らない学習者がセッション中に、「点滴が外れています!!」という指摘をしてしまった。

２失敗事例「そこは壁です……」
　急変対応シミュレーションで、「どこが入口でどこが壁なのか」を説明しなかったために、セッション中、本来は壁であるはずのベッドの周囲を、学習者が自由に動き回ってしまった。マスク換気のためには「ベッドを下げる」という手順が必要なことも学習してもらいたかったが、できなかった。

　リアリティを保つことは、学習環境をできるだけ忠実に臨床現場を再現することが大事であると同時に、"他の点が気になって先に進めなくなってしまうこと"を防ぐ目的があるのです。点滴など、軽い固定のみで「入っていることにする場合」や、代替品にしている場合などには、その旨もきちんと事前に説明をしておきましょう。
　右の表に、教材を使用する際の「説明のポイント」をまとめました。

教材を使用する際の「説明のポイント」

模擬患者やシミュレーター	データを表示できないことについては、学習者が「○○を計測します」と宣言したら、ファシリテーターがそれに応じた値を提示することを伝える。実際に値を計測してほしいときには、その場で方法を示し、確認する。 例）脈拍、呼吸音、心音、対光反射など。
点滴	流れているものとするのか、実際に流すのか説明しておく。抜去リスクを学習内容で扱うかによって、刺入部位の固定方法にも言及する。
ドレーン	実際には挿入されておらず、軽く固定しているだけのときには、その旨を伝える。
酸素	実際に酸素を流すのか、それとも流すこととするのか説明する。流量計の確認をしてもらいたいときなどは、実際に酸素を流せることが好ましいが、難しい場合には流量計を撮影した写真をパネルにして再現する。 中央配管も、病棟と別の場所でトレーニングをする場合には、どういうものが使えるのかを確認する。
ナースコール	押しても鳴らない代替品を使用する場合は、どのように反応するかを説明する。また、トレーニングエリアのナースコールが本物だとしても、病棟と違うタイプのときには説明が必要。
ベッド	病棟と違うタイプのベッドでトレーニングをする際には、ベッドのリモコン操作方法についても説明が必要。
救急カート	トレーニング用の救急カートを使用する場合には、本物の薬剤を設置することが難しいため、実際の救急カート内を撮影した写真をパウチ（ラミネート）加工してカート内に設置する。ただし、そのようにする場合には、今回はそういう設備になっていることを事前に伝える。説明時に、実際に救急カートを開けて、確認してもらうとよい。
入口など部屋の間取り	広い空間にベッドを設置してトレーニングする際は、スクリーンなどで仕切りをする他に、どこが入口なのかを説明する。初学者は、壁や頭側など、本来は入れないところに出入りしてしまうので、要注意。
その他	検温時に持参できる物品やナースステーションに設置しておく物品など、何が使用できるのかも、事前に説明する。

Chapter2 ブリーフィング

Skill❻-6 セッションが途中で中断しないために
シミュレーターや模擬患者に触れてもらう

◎ 教材に触れながらシナリオを提示する

　初めてシミュレーターを用いてトレーニングをする場合には、そのシミュレーターで何ができるのか（できないのか）を十分に説明しておく必要があります。これも、不用意なセッションの中断を避けるためです。

　説明のタイミングとしては、シナリオを提示する際に、「現場に行ってみよう」と学習者と共にベッドサイドに向かい、そこでシミュレーターなどに触れながら行うのがベストです。「お布団をめくって、点滴を確認してもいいですよ」と声を掛け、挿入されているカテーテルやドレーン、シミュレーターに触れ、状態を確認してもらいましょう。

　「この時点では正常だった」ということを認識してもらえるよう、意識的にシナリオの要所を提示していくと、より学習環境に没頭してもらえるでしょう。

　学習者にとっては、患者さんや療養環境の具体的なイメージをつかむチャンスになりますし、身体を少しでも動かすことで、緊張感を和らげることにつながります。

◎ 患者役とは、会話もしてもらう

　シミュレーター（患者役）に向けて声を掛けてもらい、正常時はどのように反応するのかを学習者に試してもらうとよいでしょう。そうすることで、セッション中の状態の変化に気づくことができます。特にシミュレーターの場合、マイクを使用して患者の声を出そうとすると、少しタイミングがずれる場合があります。また、患者役の声を演じる人は、実際のセッション時と同じように、患者の頭

側に座って返答します。誰が患者役の声を出すのか、「あ、そこから声がするの」と、本番でびっくりさせないように、学習者に事前に認識してもらうのです。

説明が終わり現場を離れる前に、その場で学習者に質問がないかを確認します。疑問点や不明点をその場でクリアにできると、不安を最小限にした状態でトレーニングに臨むことができます。学習者から寄せられた質問について、患者役が回答できる内容であれば、直接質問するよう促してもよいでしょう。

十分に時間をとり、学習者に場の確認をしっかりしてもらえるよう、時間配分に配慮します。複雑な設定ほど、確認には時間がかかることをお忘れなく。

TIPS

説明時の様子を観察して消極的な学習者の孤立を防ぐ

事前説明時やみんなでベッドサイドに行く時に"学習者の学習に向かう意欲"が顕著に現れるものです。積極的なメンバーは発言が多く、行動や質問も自発的に行いますが、モジモジしている、集団の後ろの方からついてくる、ベッドの足元で説明を聞いているメンバーは消極的な人が多く、実際のシミュレーションセッション中もいざやってみると"フリーズ（固まる）"してしまう傾向にあります。

学習者の何気ないアクションからも、その後の言動を予測できるので、ファシリテーターは常に学習者の一挙一動に注目しておきましょう。

ただし、ファシリテーターが一人ですべてを見抜いて個々に関わることは難しいものです。学習者が全員参加できるよう、ぜひ他の指導者と共に目を配りましょう。ベッドの足元付近にいるようなメンバーの傍らにそっと寄り添い、「こっちからも見てみてね、どうでしょうか」と付近の確認を促したり、大事な点はそっと補足説明をするなどの配慮をしていくとよいでしょう。

指導者側もチームで学習者に関わることで、消極的な学習者が孤立する状態を避けることができるのです。

Skill 7 関心を引き出すスキル

◎「つかみ」は重要

「導入」のことを私は、「つかみ」と言っています。それは、学習者自身の"関心"がこの場に向いていないことには、準備が整っているとは言えないからです。メインの芸の前に前座が場を沸かせるように、体験学習であるシミュレーション教育も、前座、つまり導入で学習者の関心をつかむ、ワクワクさせることがとても重要です。ARCS-Vモデル（動機づけモデル）のAttention（注意）を刺激するのです。

◎関心は引き出せる

任意参加のシミュレーション研修であれば、ある程度、学習者自身がテーマに関心をもって臨んでいるでしょう。しかし、新人研修や中央研修のような必須の研修の場合、その日のテーマにすべての参加者が同等な関心をもっているとは限りませんね。

そこで、はじめはわずかかもしれないテーマへの興味・関心をその場でぐっと引き出すのがファシリテーターの役目になります。

ただし、興味・関心というのはあくまで、学習者の主体のものです。いくら指導者が張り切っても引き出すことはできません。コツは、「ワクワクさせる仕掛け」と、「学習目標と課題を学習者自身のものにしてもらう演出」です。

どのようなことを行うのか、具体的に解説しましょう。

関心を引き出すスキル **Skill ❼**

Ito teacher's Lecture

ARCS-Vモデル

　学習者の動機づけを意図するモデルのことです。米国の教育学者ジョン・ケラー（Keller JM）が1983年に提唱したARCSモデルの枠組みに、2004年、学習者が主体的に取り組む"意志Volition"を加えたもので、いわば拡大版の動機づけモデルともいえます。学習者の心をつかみ、"やる気スイッチ"が入るようなテーマや内容が学習意欲を高めることになります。

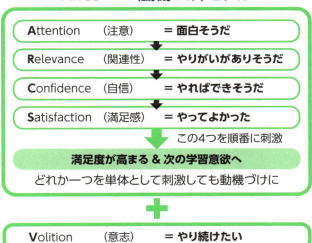

Chapter2　ブリーフィング

Skill❼-1　テーマへの関心を引き出すために
学習者に「ワクワク」を起こす

● ブリーフィング時から「現場」を意識

　学習環境の説明を行う際、模擬の病室に入るときや退室する際には、"あたかも臨床現場にいるかのように"「失礼します。京大雅夫さん（模擬患者の名前）、今日は研修の看護師たちが来ています」と患者に挨拶をしながら行います。

　そうすることで学習者も、シミュレーターや模擬患者を「患者である」と認識できるようになります。「患者さんを相手にしたトレーニングなんだ」という認識は、ARCS-V モデルの Attention（注意）（P129）を刺激し、「これから現場に役立つことを学習できるのだ」という「ワクワク」や「関心」をおのずと引き出してくれます。

　そこで、患者との興味をそそるやりとりがあると、さらにワクワク感を喚起することができます。

指導者：京大さん。今日は特別に若い看護師さんが、たくさん来てくれましたよ。うれしいですねえ。
模擬患者：よくきてくれたねぇ～ウチヤマさん。
指導者：いえいえ、私の名前は内藤ですよ、ナ・イ・ト・ウ。今朝もお会いしましたよね～もう（笑）
模擬患者：冗談ですよ、サイトウさん。

　ぼけ役を演じてもらうなどすると笑いが起きて場が和むと同時に、それが冗談なのかどうかで「認知度を確認」するなど、患者さんの意識レベルの説明にもつながります。

　シミュレーターの場合には、シミュレーターと会話をさせたり脈を触れさせると、ハイスペックなシミュレーターそのものに興味をもつので効果的です。

ネタバレしないこと！

　そして実は、現場（学習環境）説明における最大の注意点は、ネタバレしないこと。

　例えば、術後出血をテーマにトレーニングをする際の現場説明の段階で、ドレーンが真っ赤になっていると、「あっ、術後出血ですね」と、ネタバレしてしまいます。そうなると「ワクワク」は半減してしまいますね。

　「ネタバレ」は、既存シナリオを活用するときにも述べましたが（P50）、学習者の好奇心に関わることですので注意しなければなりません。

　逆に、模擬空間ではあるものの、臨場感が増すようなファシリテーターのさり気ない声掛けや、リアリティを上げる場の演出によって、学習者の関心をぐっと引き寄せ、トレーニングに集中させることができます。

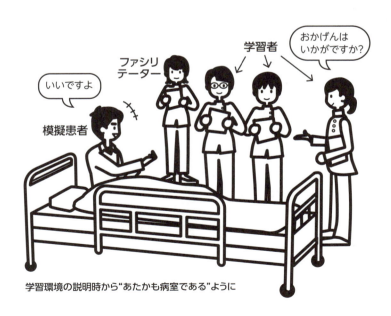

学習環境の説明時から"あたかも病室である"ように

Skill 7-2 研修終了後の自分の姿が見えるように
目標を意識しやすくする

「えっ、学習(到達)目標を学習者に伝えてしまっていいのですか?」

最近は少なくなりましたが、以前はこのような質問が多くの指導者から寄せられました。「授業などにおける到達目標は指導者側のものだ」というのが、これまでの常識だったからかもしれません。

しかし、シミュレーション教育における目標は、学習者のためのゴールです。研修の意図、つまり「なぜ学ぶか」「何に向かって学ぶか」という関連性(Relevance)を共有することで、学習者は能動的に取り組めるようになります(ARCS-V モデルのRですね、P129参照)。

そこで、目標を効果的に伝える方法を紹介しましょう。

● レベルに即した言葉で表現する

対象者に合わせ、表現を工夫しましょう。例えば、入職間もない時期であれば、「異常に気づくことができる」という目標でも十分です。さらに「どんな異常が起きてた?」という発問から、何を見なければいけないのか、一歩ずつトレーニングしていければよいのです。

しかしこれが、経験年数2年以上の看護師や、1年目も終わりに近づいてきた頃の看護師であれば、「異常に気づくことができる」では、完全なネタバレです。「ああ、今日は何か異常が起きるんだな〜」と、わかってしまいます。この場合には、「迅速評価ができる」という表現に変更し、異常が起きるかどうかはわからないようにマスキングする(隠す)ことで、トレーニングの難易度を上げます。

目標をさらに具体的に表現することで、焦点を絞ることも大事です(動詞表現については P52)。

〈例〉
　改善前）適切な観察ができる
　改善後）○○術後患者の観察ができる

事前課題と一緒に提示しておく

　事前課題の提示と同時に到達目標を伝えておくことで、どのようなトレーニングをするのか、学習者にイメージしてきてもらうことができます。ぶっつけ本番は、学習者の緊張度も高くなりますし、余計なストレスが掛かってしまいます。目標が明確になっていれば、この時点で学習者自身が足りないと感じたことを、自主的に勉強してくる可能性があります。

設定の意図についても伝える

　その目標を設定した指導者側の意図を知ってもらうことは、トレーニングを行う「価値」そのものを学習者に与えることでもあります（「学習の場の価値」についてはP143）。

　研修は、どうしても受け身になりがちです。指導者の「こうなってほしい」という意図や期待と、トレーニングの価値を明確に伝えることで、学習者の「こうなりたい」を引き出すのです。それらが合致することで自ずと学習者自身のニーズが高まり、目標に向かって能動的に取り組めるようになります。

いつでも目に入るようにしておく

　トレーニングをしていると、さまざまな事柄に目が向いてしまい、脱線することがあります。学習者だけでなく、ファシリテーターも目標を見失わないように、ホワイトボードの端に貼っておくなど、いつでも確認できるところに掲示しておくとよいでしょう。

Skill 7-3 目標を自分のものにしてもらうために
目標を復唱してもらう

◎ 目標を"学習者自身のもの"にする

　シナリオや目標、学習環境の説明を丁寧にするほど、セッションを始める頃には、学習者の中で情報があふれ、まるで大きな課題を課せられているように感じ、混乱してしまうことがあります。せっかくゴールを絞ったシミュレーション研修を計画していても、目標を見失ってしまっていては、台なしです。

　また「誘導のようになってしまう」という悩みは、シミュレーション教育を実践された人から実によく耳にします。たしかに、誘導的になっていることを学習者が感じると、学習者主体のよさが欠けてしまい、指導者側のモチベーションも下がりますよね。

　そこで、指導者が提示した学習目標を学習者自身のものにしてもらうことで、より能動的に関心を向けてもらう方法を紹介します。

◎ チームでプラスαの目標を立てる

　研修の概要とファシリテーターが設定した目標を提示したあとで、「チームでこれを頑張ろう」というプラスαの目標設定をしてもらいます。たとえば「声を出していこう」というような単純な目標でも、自分たちで決めてもらうことが最大のポイントです。

　自分たちで決めたことは、自分たちの責任であることを自覚しやすいのです。さらに、チームで立てた目標をクリアしようと、さらにチーム力が増していきます。これはチームビルディングの方法の一つでもありますね。

◎ 目標を復唱してもらう

患者背景や学習環境の説明など必要なことを伝えたあと、セッションに入る直前に、もう一度「目標」をおさらいすることで、学習者の中でやるべきことを明確にします。

その際、目標を一人ずつ復唱してもらうのも手です。立ったままでも座ったままでも問題ありません。スタイルは、その前の流れから引き継いで行ってもらえればよいでしょう。ただし、お互いの疲労を考慮すると、できるだけ座れるときには座ったほうがいいですね。

目標を共有するための復唱　声掛け例

指導者　さあ、それでは今日の目標をもう一度皆さんで共有しましょう。まず一つ目、○○さん読んでいただけますか。お願いします。

学習者　○○○○○○○○。

指導者　はい、ありがとうございます。今日の目標の一つ目は、○○ですね。**現場で、きっとみんなが一番困っている課題じゃないかなと感じています**

> **P!** それを目標にした意図も一言加えます。

学習者　うんうん。

指導者　それでは二つ目、○○さんお願いします。

学習者：○○○○○○○○。

Chapter2　ブリーフィング

指導者　はい、ありがとうございます。今日の目標の二つ目は、○○です。よくあるでしょう、現場で○○。こういうとき、どうしたらいいかなって、迷うことありませんか。皆さんがもう迷わないように、一緒にトレーニングしていきたいと思って、この目標にしました。今日は、この○つの目標をクリアできるように、シミュレーションをしていきます。一気に全部を達成するのは大変なので、**まずは一つ目、目標１にある○○○○をクリアできるように取り組んでみましょう**。ではセッションに入ります。

P! スモールステップを示します。

　このように復唱してもらった目標の一つひとつに対し、意図をコメントできるとよいでしょう（時間的な余裕がないときには、私は全体を復唱し終えたあとに意図の解説をするようにしています）。目標のおさらいを疎かにすると、セッション時に想定外の言動が多くなる傾向があり、対応するファシリテーターの大変さが増してしまいます。

目標、腑に落ちた？

　学習者が目標に対し不安を感じていないか、これからやるべきことが明確になっているかは、学習者の表情や発言に耳を傾けているとわかります。大きくずれているかもしれない、伝わっていないのではないかと感じたときには、答えを言わないように配慮しながら、情報の補足ができるとよいですね。
　不安そうにしながらも目がキラっと輝けば、学習者の準備は整いました。

心理的負担を和らげるスキル

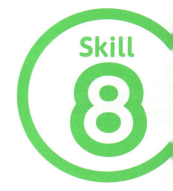

◎「怖い」「不安」はパフォーマンスを下げる

緊張度や集中力とも関係があるのですが、心理的な負担が大きくなると、人のパフォーマンスは低下します。怖い、不安だ、やりたくないと思うことで、いつもはできることができなくなってしまうのが人間です。

しかし、本来のその人の力を発揮してもらわないと、アクションをベースとした学びの場であるシミュレーション教育ならではの学習効果が減ってしまいますね。

そこでファシリテーターには、セッションに臨む学習者や発言する人の心理的負担をできるだけ軽くする関わり方が求められるのです。本当にわずかなことですが、これはとても重要です。

ここでは、ブリーフィングの段階で具体的にどのような配慮をするとよいのか、解説します。

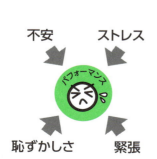

過剰な心理的負担は
パフォーマンスを低下させる

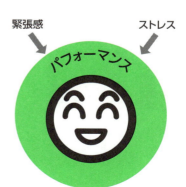

適度な緊張感で集中力を保つと、
本来のパフォーマンスが発揮される

Chapter2 ブリーフィング

Skill❽-1 スムーズな流れをつくるために
トップバッターを適切に指名する

●「指名」のコツ

　私は研修などを終えたあとで、「どうしたらそういうマイク回し（発言者の指名）ができるのか」とよく聞かれます。改めて考えてみると、自分なりに心理的負担を取り除くさまざまな工夫をしていたように思います。

　例えば、十分な前振りをして学習者が回答しやすいように時間稼ぎをしていたり、回答者の「準備できた」という表情を確認してからマイクを渡したり、質問はできるだけ具体的にして、長い意見よりも一言二言で短く答えられるよう配慮しています。

　また、最初にマイクを向けた人の発言が積極的であるほど、その

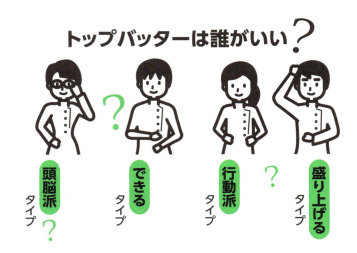

後の人も前向きに答えてくれる確率は上がり、話の流れはつくりやすいものになります。ですから、はじめに声を掛ける人の候補は、研修開始時からの積極性を見極めたりして選ぶようにしています。

講義が上手な人やテレビの司会者を見ていても、同じような配慮をしていると感じます。「相手の様子をよく観察すること」「はじめに誰を指名するか決めること」は、かなり大事なのです。

「できる人」は後でOK

セッションにおいては、「ずばり、できる人」は最後に指名しましょう。いきなりできる人が最初に出てくると、他のメンバーが萎縮してしまいます。

そして「できなさそうなメンバー」は真ん中に入れてサンドイッチしましょう。先のメンバーがやっていることをまずは見て、順番が来るまでの間、頭の中でイメージトレーニングをしてもらいます。そして、自分の順番になったら、ホワイトボードに書かれた理想的な動きを見ながらでもよいので、とにかく動いてもらえたらよしとします。

アイスブレイクを通して学習者の反応を観察し、順番を決める材料にするのも効果的です。アイスブレイクで反応がよい人は、高い対応力をもっている傾向があります。そういうメンバーは、セッションでの順番は最後の方にすることでさらなる気づきをチームに与えてくれますし、発言の際には口火を切ってもらう役としても活躍してもらえます。

個人特性を活かす

学習者の多くが初対面のときには、相手の特性がわかりませんので、事前に指導者間で情報交換するのも一つの方法です。シナリオ作成のときには、病棟の教育担当者に学習者の特性を取材しておくという方法を紹介しました（P44）。

> Chapter2　ブリーフィング

　ここでは取材した内容をもとに、タイプ別にどのようなフォローをすると効果的なのかを具体的に紹介します。

❶行動派だけれど、説明が苦手なタイプ

　行動派は、一番に指名しても傷つきにくいタイプです。たとえ間違えても、最初に実施してくれたことへの敬意を示し、できていたことに目を向けることで、モチベーションを上げることができます。

　行動派は、デブリーフィングの場などで説明ができなくても、ベッドサイドに行くとふとその行動をとった理由を言語化できることが多いので、トップバッターとして最適です。

　ただその際も、あまり集中して質問をせず、説明が上手なタイプや、よく観察をしてくれていた周囲のメンバーを上手に巻き込みながら振り返りを行うと効果的です。

❷頭の回転は速いが、行動することが苦手なタイプ

　行動が苦手なタイプの人は、最初は避けて、まずはデブリーフィングの際の発言で頑張ってもらいましょう。最初に指名すると、できないことで落ち込んでしまい、発言すらできなくなる可能性があります。

　一度目のデブリーフィングを終え、発言によって自信をつけてからアクションしてもらえるようにしましょう。

❸ ICU、手術室の看護師

　中央での研修は、どの診療科にも共通する一般化された内容でのトレーニングになるため、ICU や手術室、産科など特殊な部門のメンバーを最初にもってくることは避けるのが賢明です。

　特殊な診療科の看護師へのフォローは、セッションスタート時だけでなく、常に必要であることを頭に入れておきましょう。

Skill❽-2 トップバッターの負担を和らげるために 「作戦会議」をしてもらう

◯ 学習者を試すためのトレーニングではない

　セッションをスタートさせる前に必ず「作戦会議」の時間を設け、学習者全員で話し合いをしてもらいましょう。これには、トップバッターの心理的負担を和らげる効果があります。

　心理的負担を和らげることには、二つの目的があります。一つは、失敗を恐れない雰囲気をつくり、勇気をもって有意義なセッションを行ってもらうこと（安心・安全な学習の場づくり）です。強い緊張状態にあると、その学習者がもつ本来のパフォーマンスを十分に発揮することができません。

　もう一つは、「思考回路を振り返る」という学習過程を共有してもらう研修にするためです。私たちの目的は、学習者を試すためにトレーニングすることではありません（新人教育やスタッフ教育としてシミュレーション研修を取り入れている場合は特にです）。あくまでも「今後に活きる学習」につなぐため、トレーニングをします。

　学習課題を提示したあと、すぐにトレーニングに移行すると、最初の人は"自分の一人の考え"で行った行為を"全員で振り返られる"ことになります。つまり振り返るときに、「責められている」という気もち（心理的負担）でいっぱいになってしまうのです。

　「グループ全体で考えたことを、トップバッターが行っただけ」という状態で振り返りを行うと、「みんなで相談した結果、できた／失敗したわけであり、いずれにしてもよく頑張りました」と思えて、本人も周りも気持ちは楽ですよね。

　気持ちが楽であることで、自分自身の行動も客観的に振り返ることができますし、メンバーが失敗した点についての指摘にも、変に気を遣わなくていいわけです。

Chapter2 ブリーフィング

●「動けない」を回避する

　また、スタート前の作戦会議は、最初の学習者が"全く動けない"という状態を回避することもできます。

　少しでも緊張を和らげ、学習者のもつパフォーマンスを最大限に引き出して、効果的な振り返りができるよう、学習者の心理状態もふまえた環境調整を行うことが、上手なファシリテーションへの第一歩となります。

　おおむね、最初が一番できないものです。ということは、最初が最も辛い順番です。作戦会議を促しながら、「一番は○○さんですね。一番が一番できなくて、ふつうだからね。失敗から学ぶことこそ、みんなにとって大事なことが多くあるのだから、どんどん失敗してね！」と声をかけ、できなくても大丈夫だということを、ここでも全体で共有しておくことが、心理的な準備を整えるコツです。

指導者 vs 学習者の構図を作らない

　作戦会議の段階になっても、学習者同士の関係性が「まだまだ固いな」と感じたり、おとなしいメンバーばかりが集まってしまったときには、あたかもファシリテーターもメンバーの一員のように輪の中に入り、「ねえ、どうしようか？」と口火を切ります。徐々にメンバーだけでも話しができるようになってきたら、そっと輪から外れます。

　ここでファシリテーターや指導者チームが腕組みをしたり、監視しているような立ち位置にいたり、眉をひそめてヒソヒソ話すといったことは避けましょう。これでは、まるで対立関係のようですよね。ポイントは、指導者 vs 学習者の構図をつくらないことです。

　そして、つねに笑顔で見守ること。安心・安全な場を、態度からも提供することが肝心です。そっと遠巻きで見ながら、「おっ、なんかいい発言が聞こえていますよ〜」と笑顔で支援すると、学習者だけの作戦会議でも自信をもつことができます。

学習の場の価値を高めるスキル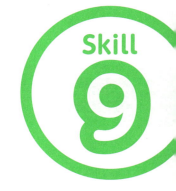

◎価値を見出してもらう働きかけ

　ブリーフィング全体を通して大事なのが、学習者自身に、自分が今参加している場所に「価値を見出してもらう」働きかけです。

　場に価値を見出せるかは、これまでにも解説してきた「意欲」「関心」への働きかけとも密接に関係しています。今日の学びが明日の何につながるのか、この時間を有効に使うことで自分は何を得られるのか——参加する場の意味を明確に理解しているのとそうでないのとでは、"学びに開かれる目"に差が生まれます。まさにARCS-Vモデルの「関連性（Relevance）」(P129)の理解によって、動機づけが促進されるということです。

　学習目標と学習者のニーズがフィットしていることも重要ですが、もっと大きく「この場から、何かしらの学びを得よう！」という気持ちを引き出せるかどうかが、ファシリテーターの腕の見せどころです。

　私は中央研修などの場合、「皆さんはこのような看護師にステップアップすることができるはず」「私たちはこのようなことを皆さんに期待しているから、今日の研修を企画しました」といったことを伝えるようにしています。いい意味で、学習者をのせるスキルが求められます。

　また、学習者に役割をうまく与え、個々の"場の価値"を高める工夫も必要です。体験学習なのですから、ただ見ているだけの参加者をつくらないことも大事です。

　学習の場の価値を高めるために何ができるのか、私の実践を紹介します。

Chapter2 ブリーフィング

Skill❾-1 学習効果を高めるために
学習者に対する期待を示す

　学習者への期待を示すには、直接「期待していますよ」と伝える以外にも方法があります。私が日頃心がけているのは、ノンバーバルコミュニケーションです。ノンバーバルコミュニケーションとは、直接的な言葉以外のコミュニケーションを示し、具体的には「表情」「声の質（高低）」「声量」「話すテンポ」「振る舞い」「服装」などがそれにあたります。指導者がこれらを工夫し、学習者を尊重していることを伝えることで期待を示すのです。無表情で「頑張りましょう」と言われるよりも、笑顔で同じことを言われたときのほうが、学習者としてもできそうな気がしてくるものです。

　また、ファシリテーターを紹介する際にも、名前や属性以外に、そのファシリテーターの"すばらしいところ"を一言加えるようにしています。これは間接的に、その場にいる全員への期待を示すことにつながります。

　心構え（P5）でも紹介しましたが、学習者を信じることによる効果は**「ピグマリオン効果」**としても知られています。

Ito teacher's Lecture

ピグマリオン効果（Pygmalion effect）

　ピグマリオンは、ギリシャ神話を収録した古代ローマの物語に出てくる王の名前です。その神話の話を題材にして、1964年に米国の教育心理学者ロバート・ローゼンタール（Rosenthal R）が、「人間は期待されると期待された通りの成果を出す傾向がある」と提唱しました。

　ここでは、「このセッションがとてもよい環境にある」という前向きなことが学習者に伝わると、結果的によい成果を得ることが期待できるというものです。もちろん優秀であると紹介されたファシリテーターたちにも、ピグマリオン効果によって期待どおりのいい仕事をしてくれるようになるという効果があるでしょう。

Skill 9-2 豊かな学びの場になるよう「振り返り」を意識させる

「見る係」をつくろう

ブリーフィングの段階から、学習者にも「振り返り」を意識してもらうような働きかけをします。

セッション中、役にあたっていない学習者がボーッと状況を眺めているだけになることがあります。それでは貴重な時間がもったいないですね。逆に、役にあたっているメンバーは、役目を果たすことに必死で、状況を十分に覚えていないことがあります。覚えていないことを聞かれても発言はできず、振り返りが進みません。

そこで役のないメンバーに「見る係」を担当してもらうのです。本人も覚えていないような患者への声掛けや、実践していたケアなども見ているものです。「見る係」の助言をきっかけに記憶を取り戻し、振り返りができるのです。

「見る係」へのアドバイス

ただし、どのような点を見ていてほしいのか、事前にリクエストをしておかないと、肝心な部分を見逃すこともありますので、その点については指導者からの事前のアドバイスが必要です。

例えば、目標に「患者の状況に応じた対応ができる」と掲げた場合、見る係には、「どんな対応ができていたか、一挙一動を見ておいてね」と伝えます。

患者はうなだれてベッドサイドに腰かけています。両手を両膝につき、不安そうな表情で、速い呼吸をしています。ベッド柵は、すべて下がっています。看護師役はそんな患者を発見し、近寄ります。「○○さん、大丈夫ですか？」と声を掛けると同時に、患者の顔をのぞき込み、片手は背中へ、もう一方の手で脈を取り始めました。

Chapter2　ブリーフィング

　この場面を普通に振り返ると、看護師役は①声を掛け意識を確認したこと、②顔色を確認したこと、③脈を取ったこと、を述べるでしょう。

　しかし、ここで「見る係」に発言を促すと、④もう一方の手を患者の背中へそっと回していたことを教えてくれるのです。

　デブリーフィングのスキルは Chapter 4 で紹介しますが、少し先取りをして、「見る係」によるこの発言が、この先、振り返りでどう生きるのか、例をお示ししましょう。

「見る係」の発言を活かしたデブリーフィング例

見る係　もう一方の手を患者の背中へそっと回していました。

指導者　おっ、すばらしい！　よく見てくれていましたね。そうですね、背中に手を回していました。しかも、単に回すだけじゃなくて、さすっていましたよね。
では、看護師役をしてくれた〇〇さん、なぜ背中に手を回してさすってくれたのでしょうか。どんな意味があったのか、みんなにも教えてくれる？

看護師役　……不安そうな表情だったのと、息が苦しいのかなと思って、なんか自然に手を回してました。

指導者　なるほど、不安そうだったし、息が苦しいのかなと感じたから、自然に手が動いたんだね。これが「看護」なんですね。みんな、わかるかな？
もし自分自身が、この患者さんみたいな状況だったら、もし誰かにそっと背中に手を回してさすってもらえたら、どんな気持ちになりますか？

学習者 「ほっとする」「癒される」「安心する」

指導者 そうだよね。そういう気持ちになるよね。つまり、不安が？

学習者 減ります！

指導者 そう、その通り。不安なとき、みんなの息は、速くなる？ 遅くなる？

学習者 速くなります。

指導者 そう。そうでなくても、何かの原因で呼吸が速くなっているのに、そこに不安が加わったら呼吸はさらに……

学習者 速くなる！

指導者 そう。速くなりますね。だから、これ以上呼吸が速くなる要素を一つでも増やさないように、少しでも患者さんが安楽になるように、私たち看護師は患者さんにそっと手を当てるのですね。これは立派な看護です。"手当て"という言葉で、私たちは小さい頃から身近にそれを感じていますね。
今はなんと、この"手当て"について専門にそのメカニズムを研究されている先生方もいるんですよ

学習者 へぇ〜！（さらなる好奇心をかき立てる）

目に留まりにくい行動にも目を向け、これらをうまく学習者から引き出すためにも、「見る係」は重要です。目に見えにくいのは思考や行動だけでなく、感情や関係性ですが、看護にとっては非常に重要なポイントです。患者の「安楽」ってなんだろう、「不安に感じると、身体にどういう影響があるだろう」というところの議論まで引き出せる仕掛けをつくっておくと、振り返りがより豊かになります。

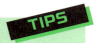

どんな人に「見る係」を頼む？

「見る係」をどのような学習者に頼むか、私なりに工夫している点を紹介します。

消極的で発言が少ないメンバーに依頼することで、グループ内でのポジションを確立させることもできます。この場合には、具体的に見るべき視点を伝えておき、振り返りの際にここぞとばかりに発言してもらいます。「いい点に気づけましたね」とみんなの前で承認することで、その学習者のモチベーションを上げることにつながりますし、メンバーにも認められます。そしてよりチームの一体感が増していきます。

できるメンバーが見る係をした場合には、見ていたことに加えて、どんな気づきがあったかを引き出せると、より振り返りが活発になります。できるメンバーの特徴は、そこで起きたことを細やかに覚えているほか、相互作用や関係性といった抽象的なことを上手に言語化できることです。上手に発言を促すことで、チーム全体での豊かな振り返りが可能になります。

参考文献（Chapter 2）

- Palaganas JC, Maxworthy JC, Epps CA, Mancini ME (eds)：Defining Excellence in Simulation Programs, LWW, 2014
- 中井俊樹，小林忠資編：看護のための教育学，医学書院，2015
- 阿部幸恵：看護のためのシミュレーション教育はじめの一歩ワークブック第2版，日本看護協会出版会，2016
- 石川一喜，小貫仁編：教育ファシリテーターになろう！──グローバルな学びをめざす参加型授業，弘文堂，2015
- 菊池省三，池亀葉子他：「話し合い力」を育てる──コミュニケーションゲーム62，中村堂，2015

セッション

Chapter 3

このChapterで知ってほしいこと

セッションで大事なことは "学習者の顔をよく見て タイミングよく関わる"こと!

いよいよセッションです。
学習者は集中力を保ちつつも、
緊張していることでしょう。

ファシリテーターは「促進役」です。
力を最大に発揮してもらえるよう、
学習者の顔・行動・雰囲気を
よく観察し、適切なタイミングで
適切な関わりをすることで
学習効果が上がります。

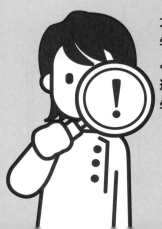

Chapter3 セッション

セッションの手順とスキル活用マップ

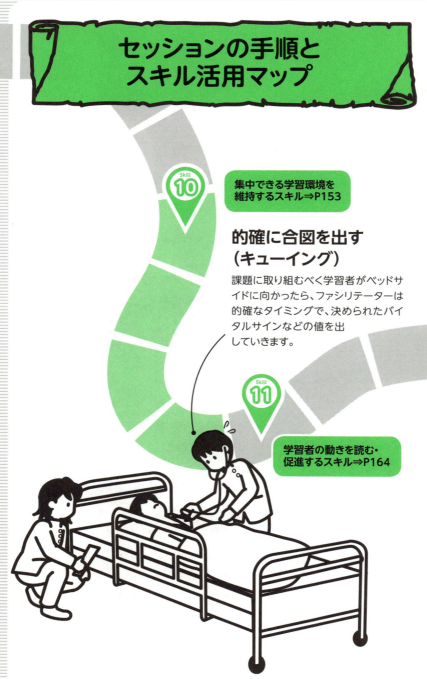

Skill 10 集中できる学習環境を維持するスキル⇒P153

的確に合図を出す（キューイング）

課題に取り組むべく学習者がベッドサイドに向かったら、ファシリテーターは的確なタイミングで、決められたバイタルサインなどの値を出していきます。

Skill 11 学習者の動きを読む・促進するスキル⇒P164

動き・思考が止まったら促進する（プロンプティング）

途中で学習者の動きが止まったら、様子を見ながら声を掛け、行動や思考を促すような関わりをします。

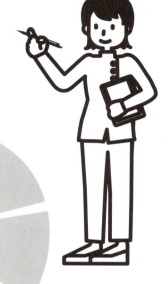

振り返り（デブリーフィング）につなげるスキル⇒P171

タイミングを見計らって止める

学習者が「課題を終了した」という様子であれば、デブリーフィングに移るためにセッションを止め、「はい終了、お疲れ様です」と声をかけましょう。また、途中で止まってしまい、促進してもなお動けない様子であれば、途中でセッションを止めることもあります。

はい終了、お疲れ様です！

Chapter3 セッション

セッションに必要なスキル

学習者の「動きをよく見ること」

　「ファシリテーターは促進役」といわれるように、シミュレーションのセッションにおける、学習者のアクション（動き）を促すことが大きな役割です。

　具体的には、的確なタイミングでキューイング（合図など）やプロンプティング（促進）を行うことで、よりライブ感とリアリティのある環境を作り上げ、学習者のさらなる行動を引き出していきます。また、「行動」だけでなく同時に学習者の「思考」がどのように動いているかを観察し働きかけることも大切です。思考と行動をつなげるためのトレーニングが、シミュレーションの要でしたね。課題に没頭して取り組める環境を維持することも、大事なスキルといえるでしょう。

　ただ、何があるかわからないのがセッションの面白さであり、難しさでもあります。実はどんな場でも「これが正解」となるノウハウはありません。10人ファシリテーターがいれば10人のやり方があってよいという創造的・発展的なものです。

　ですから、このChapterでご紹介する具体的なスキルは、主に私自身が実践してきたことをまとめたものです。

　私が考えるファシリテータースキルは下記3つです。

- ⑩ 集中できる学習環境を維持するスキル ・・・・・・・・・・・・ P.153
- ⑪ 学習者の動きを読む・促進するスキル ・・・・・・・・・・・・ P.164
- ⑫ 振り返り（デブリーフィング）につなげるスキル ・・・・・・ P.171

　いずれも、学習者の「動きをよく見ること」がポイントです。それぞれ紹介していきましょう。

集中できる学習環境を維持するスキル

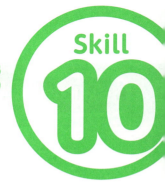

Skill 10

◎「ライブ感」を作り出す

　ブリーフィングで高めた集中力も、セッション中に途切れてしまっては意味がありません。これまでも、集中力を高めるスキルやコツをご紹介してきました。ここからは、それを維持するスキルが必要になります。

　セッションでの集中力維持に特に大事なのはファシリテーターが作り出す「ライブ感」です。シミュレーターや教材以上に、ファシリテーターの声掛けや動きが、あたかもそこが病室であるようなリアリティをつくり上げる大きな要素を占めます。ですから、"どのように声を掛けるか"以前に、"ファシリテーターの指導者としてのあり方"そのものが問われる場なのです。また、学習者に応じてタイミングよく関わるためにも、その様子（表情・動作・発言）が観察しやすい位置にいることも大切です。

★表情・動作が見える
★発言が聞こえる
★威圧感を与えない

Chapter3 セッション

Skill⑩-1 余計な不安を取り除き スムーズにストーリーを始める

◯ 出だしの合図

　さぁ、いよいよシミュレーションのスタートです。どのタイミングで始めたらよいのか戸惑わせないように、はじまりの合図となるわかりやすい言葉掛けがあるとよいでしょう。あるいは、映画撮影のカチンコのように手を叩きながら「よーい、スタート」と声を掛けるのもよいでしょう。

　ストーリーのなかにグッと入り込めるよう、トリガー（引き金）となる合図があると効果的です。

◯ 余計な不安を取り除く

　少しでもトップバッターの不安が取り除けるよう、チーム全体で最後の確認をしておきましょう。

ストーリーを始めるときの 声かけの例

指導者　はい、作戦タイム（P141）は終了です。事前に聞いておきたいこと、確認しておきたいことはありませんか？

学習者（全員）　大丈夫です。

指導者　では、もう一度確認をしておきましょう。患者さんの名前は？

集中できる学習環境を維持するスキル **Skill ⑩**

学習者A 輩賀艶笑(はいがえんしょう)さんです。

指導者 年齢は。

学習者B 72歳です。

指導者 性別は。

学習者C 男性

指導者 そうです。こう見えて（模擬患者役は20代の女性看護師）、72歳の男性ですね

学習者（全員）（笑）

指導者 では、はじめていきましょう。今は、午前9時です。輩賀さんからのナースコールが鳴りました。さぁ、対応をしてください。ティロティロティロティロリン〜♪（ナースコールの音）

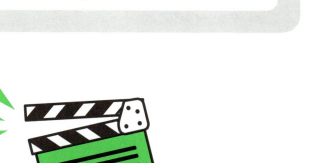

Chapter3 セッション

Skill⑩-2 集中を妨げないために
タイミングよくキューイングを行う

● キューイングが遅れると集中が削がれる

　キューイングでは、バイタルサインなどの値の提示（値出し）や、患者の身体や周囲の状況の変化などが示されます。ここでは「目的に応じてタイミングよく行うこと」が重要です。

　例えば、急変対応のセッションでの血圧値は、学習者が模擬患者の腕にマンシェットを巻いたくらいで提示できるとよいでしょう。聴診器が耳に装着されてからでは遅すぎます。

　なぜかというと、このセッションでの血圧測定の目的は、「測定の手技を確認すること」ではなく、「血圧を図るというアクションがとれること」、そしてその後のアクションへと続くからです。手技はできることが前提ですから、その実施を待つ必要はありません。タイミングが外れると一気にリアリティがなくなり、学習者は現実に引き戻されてしまいます。

◯よいキューイング
　学習者：血圧測ります。（マンシェットを巻く）
　指導者：血圧は、120 の 70 です。

×だめなキューイング
　学習者：血圧測ります。（マンシェットを巻く）
　指導者：……（準備しておいた紙をめくって探している）えっと……。
　学習者：（聴診器を耳に装着し、血圧計を見る…）
　指導者：……あっ、120 の 76 です。
　学習者：（どこまで計測すべきか迷い、現実に戻される）

この場合の「タイミングよく」というのは、「遅れてしまうことをできるだけ避ける」ということです。「遅れた」「言いよどんだ」といった"余計な"間と情報を与えることで、学習者の集中力を削がないことが重要です。

● 学習者の一挙一動を見逃さない

タイミングよくキューイングをするためには、学習者の一挙一動を見逃さないことです。学習者が「どこを見ているのか」「何を触っているのか」「どんなふうに患者さんに声を掛けているのか」、その一つひとつをキャッチして、ファシリテーター側も的確に反応していきます。

前述したように、ファシリテーターがタイミングよく反応すれば、学習者は学習環境に没頭したままシミュレーションを継続することができます。言ってみればキューイングは、ファシリテーターがその場で、その学習者のためだけにつくり出せる、生の学習環境です。どれだけ集中してその課題に臨めるか、その環境を整えるのがファシリテーターの役割です。

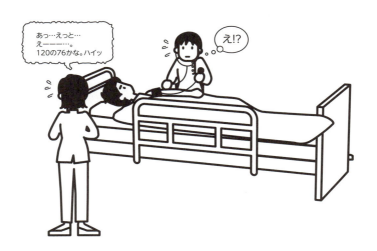

Chapter3 セッション

Skill⑩-3 "指導者の態度"に合わせてしまわないように
威圧感を与えない

○ 「評価」目線はNG

　ファシリテーターの態度には、くれぐれも注意が必要です。無駄なプレッシャーや威圧感を与えないことに配慮しましょう。

　ファシリテーターは、ベッドサイドに座ったりして目線を下げ、威圧感を与えないように工夫しましょう。腕組み、マスク、見下ろすような目線は禁物です。

　つまり「チェックされている」「評価されている」という雰囲気を与えるのはよくない、ということです。これでは学習者は萎縮し、学習すべきことに集中できず、"ファシリテーターの態度"を見るようになってしまいます。勘のいい、空気の読める優秀な看護師ほど、"指導者の態度"に合わせてしまうことが考えられますね。だからこそ、そうさせないように意識し、**ファシリテーターに求められるリーダーシップ**（P160）を発揮しましょう。

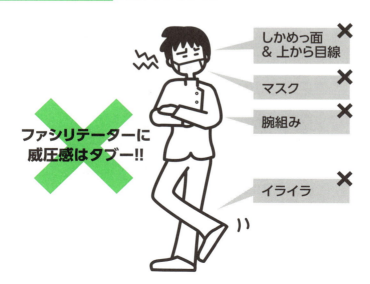

Skill⑩-4 リアリティを下げないように 説明の抜けをフォローする

○ 中断すべき「抜け」かどうか

　セッションの途中で学習環境の説明の「抜け」に気づいてしまったら、どうやって挟み込むのが効果的でしょうか。

　学習者の集中力を削がないことを優先し、途中で挟み込めるものと、そうでないものを判断しましょう。

　状況を把握するのに重要な要素が抜けていたのであれば、多くの場合、セッションが始まる前までに学習者から質問が寄せられるので、その時点で補うことができているはずです。

　つい説明が抜けてしまうのは、抜けたことに気づきにくい要素です。例えば、手づくりのナースコールの存在を説明し忘れてしまった場合など。ただしこの場合は、学習者がナースコールを押そうとしたその場で、「ナースコールはこれです」と、説明しながら渡せればフォローできるのでセッションを止めるまでもない、と判断できます。

　一方、セッションの進行を左右するような重要な要素の「抜け」に気づいた場合には、区切りのいいところまでの短めのセッションということでいったん終了し、振り返りの場をもつとよいでしょう。

　振り返りのあとで、再度、学習環境の説明を行います。そうしないと、セッション中に確認や質問が何度も入り、学習者が集中を維持できません。

○ 準備していないことを聞かれたら

　準備していなかった検査データを、学習者がセッション中に突然求めてきて、ファシリテーターが焦ることがあります。準備していなかったということは、本来トレーニングそのものに影響を及ぼさ

ないデータのはずですが、そのまま「このトレーニングには関係ないので、準備していません」と言うと、発言や質問をした学習者の思いを正面から否定することにつながります。すると、学習への意欲は急降下ですね。

答えられない質問が来ても、できるだけ臨床現場でもありそうな場面として演じましょう。「あっ、今、電子カルテがフリーズしているようです。そのデータの閲覧ができません。復旧次第、お知らせしますが、直接影響はないようです。続けてください」と臨場感をもたせて伝えることで学習者を一度納得させ、次に進んでもらいましょう。

教育の中心は、あくまでも「学習者」です。学習者が納得できる状態で、トレーニングに没頭できるような臨機応変さが求められます。

Ito teacher's Lecture

ファシリテーターに求められるリーダーシップ

　リーダーシップにも様々なスタイルやまたその人の個性が表れます。シミュレーション学習に必要なリーダーシップは、セッションの目的を明らかにして、グループに明確な方向づけをするという意味での「信頼できる権限」や、学習者の間に生じるストレスや衝突を軽減し、モチベーションを維持できるようにする「連携的、協調的な姿勢」あるいは、学習者のパフォーマンスの向上にむけて助言を与えるなどの「指導的あるいはコーチングの姿勢」などです。

　「強制的、威圧的な態度」は緊急時や危機的な状況を回避せねばならないような特殊な場合以外は、グループ学習によい結果をもたらすことはまずありません。

Skill⑩-5 学習の妨げにならないように 想定外のアドリブに対応する

● 演技やアドリブで混乱させない

　シナリオ作成のスキル（Chapter1、P92）でも紹介したように、模擬患者の演技は、学習環境として重要なファクターです。しかし、当日参加の患者役には、そのことが伝わっておらず、想定外のアドリブが飛び出すこともありますね。

　例えば、多重課題のシミュレーション研修を行っている際に、シナリオにはセリフのない同室の模擬患者役がヒートアップしてしまい、いきなり「看護師さーん」と学習者を呼び止めてしまう、そんなシーンがときどき見られます。セッションが盛り上がってくると、アドリブが出始めることはよくあります。

　効果的なアドリブであればよいのですが、「学習者の学習を妨げる」ものと判断した場合は、ファシリテーターが介入するタイミングです。

　すかさずファシリテーターもセッションに加わり、「はーい、○○さん、どうされましたか」と、その（暴走）模擬患者に声を掛け、同時に学習者には「大丈夫よ、私が対応しておくから、○○さんはこちらの患者さんをお願いね」と伝えます。

　ファシリテーターの自然な軌道修正によって、学習者はまた目の前の患者に集中することができますし、せっかく盛り上がってくれている模擬患者のスタッフにも、水を差さずにすみますね。

　まさに、ファシリテーターの"神"対応の例です。

> Chapter3 セッション

Skill⑩-6 学習環境を保つために
積極的すぎる学習者をうまくフォローする

　積極的であることはすばらしいことですが、時として「学習の場」の空気を乱すほどの行動に、ファシリテーターは困ってしまいます。
　では、どのような介入・フォローが必要なのでしょうか。学習者個々への関わり方を挙げてみます。

● 場の空気が乱れる要因

　値出しはファシリテーターがするはずなのに、「血圧は90/60です！」などと、勝手に血圧の値を決めて進めていってしまったり、シナリオでは設定されていない部分について、自分たちでストーリーをつくり始めたりする様子などが見られたら、介入が必要です。
　そのようなメンバーの背景には、下記の要因が挙げられます。

　　★仲よしメンバーがそろってしまった
　　★安全な場づくりを超え、緊張感が全くなくなっている
　　★シミュレーション慣れしている
　　★「研修」や「トレーニング」という要素ではなく、「ゲーム」としてとらえている
　　★当日のテーマについて日常的に病棟で経験がある（飽きている）
　　★当日のテーマについて知識がある（メンバーに勝手に指導やアドバイスをし始める）

● できるメンバーには「人に教えること」も課題に

　シミュレーション研修に慣れているメンバーがいて、自分たちでストーリーをつくり始めてしまっているときには、「次は、少し状況が変わります。バイタルサインについても変化があるので、注意

深く観察してください」と伝え、切り替えの場面を提供します。

　当日のテーマについて知識があるメンバーがいて、他のメンバーに対しその場で指導が始まるようであれば、配役時にリーダーナースや医師役などを与えるようにします。新人看護師役の順番は最後にしましょう（指名のコツはP138）。

　また学習者同士で教え合う仕組みをチーム内につくることができれば、できるメンバーにとっても「教える」という学びのチャンスが生まれます。学習のピラミッド（P10）でも、最も効果的といわれていますね。相手にわかりやすく伝えることは、自分が理解すること以上に難しいものです。

● 鼻を折らず、難易度を上げる

　このような学習者への関わりとして大切なことは、「鼻を折らない」ことです。積極的なメンバーというのは、おおむね「できる」場合が多いので、シナリオの難易度が上げられると、再度シナリオに没入します。そうすることで、学習者としての構えを再度引き出していくのです。

　また、振り返りの場面では、そのメンバーには少し難易度が高い質問を織り交ぜ、そのことについて他のメンバーにわかりやすく解説してもらい、チーム全体の知識が上がるように支援します。

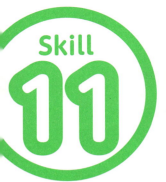

Skill 11 学習者の動きを読む・促進するスキル

◎対応力を養う

　セッションにおけるファシリテータースキルのポイントは「学習者の動きをよく見ること」です。看護のアセスメントにも通じるところですね。ただ見ているだけでは、何もできません。観察した動きから、その人の考えていることを分析し、その先を予測する、つまり「動きを読む」ことが対応力を養うことになるのです。

　さらに、「促進する（ プロンプティング ）」ためには、セッションにおける学習者の状況を、適切に読みとり、働きかけなくてはなりません。私が実践していく中で編み出した具体的なスキルとコツをご紹介していきましょう。

Ito teacher's Lecture

プロンプティング（Prompting）

　学習者の動きが止まっている、あるいは、他に注意が向き目の前のバイタルサインの変化などに気がついていない場合に、学習者の判断や行動を促す意味で、ファシリテーターが介入することです。

　プロンプト（prompt）には、「促す」「刺激する」などの意味があります。ちょっとしたアドバイスで、学習者は本来のシナリオに戻り、目的に沿ったトレーニングを継続できます。シミュレーション教育はテストではなく学習の機会なので、適切なプロンプティングはシナリオの効果的な進行に必須です。どこでどの程度の介入が必要か、あるいは待つべきか、これはファシリテーターが経験の中で養う能力でもあります。

Skill⓫-1　学習効果を高めるために
動きが止まったら「促進」する

　セッション中は学習者の一挙一動を見ながらその行動を見守り、「動きや思考が止まったな」と感じられたら、促進を図ります。
　主にファシリテーターから声を掛けたり問いかけや働きかけで促進しますが、患者役の言動や演出などによっても促進を図ることがあります。
　学習者個々の状況を見極めて適切な関わりができると、学習効果を高めることにつながります。学習者の状況別に、プロンプティングのコツを紹介しましょう。

● 目標が明確なのに、動きが止まった

　「観察すること」が明確な目標に上がっているのに学習者の動きが止まった場合には、緊張していることが考えられます。そんなときは、「いいよ、気になるところから、見てごらん」と声を掛けます。
　ここで「観察」という専門的な言葉を使うと、さらに緊張が増してしまうので、あえてやさしい言葉で「気になるところを」と促すのがコツです。

● 違った方向へ動き出した

　観察をすべき状況にもかかわらず、慌てて先輩を呼びに行こうとベッドサイドを離れる様子を見せたら、「大丈夫。私が先輩を呼びに行ってくるね。先輩が来るまでの間、見られるところを見ておいて」と、ベッドサイドへ戻るよう促します（ここでは臨場感を優先し、語調をやや強めます）。
　学習者が間違っていると思える行動をとった場合、「そうじゃないよ、観察！」と、あからさまに否定して方向を修正するのではな

く、ファシリテーター自身もセッションに入り、行動を伴った方向修正をしてあげると、自然でリアルな促進につながります。

● 考えている様子？

止まりつつも考えている表情が見られた場合には、「いいよ、思ったとおりにしてごらん」と声を掛け、少し待ちます。患者の全身に目を配っているときには、あれこれと考えを巡らせているときです。こういうときには、ぜひ待ちましょう（ただし、長くても20秒くらいでしょう）。

反対に一点を見つめているときは、思考もストップしています。ギブアップの証拠ですから、思い切って止めましょう（止め方はP170）。

● 課題が盛りだくさんで動けない

クリアすべき課題が盛りだくさんになって動けなくなっているときがあります。おそらく焦っており、なすべきことと行動が結びついていない状況に陥っています。「まず最初に、何をする？」「患者さんに、なんて声掛けるといいかな」と、具体的な行動を引き出す問いかけをして促進を図ると、それがトリガーとなり動けるようになります。

それでも動けないときには頭の中が真っ白になっていて、学習者の中で優先順位がつけられない状態に陥っています。そこで一度止める判断をしましょう。振り返りの中でこの場面の状況を整理することで、「優先順位のつけ方」「真っ白になることも考えられる」というところから学ぶことができ、特に初学者には効果的です。

● 何を観察してよいかわからず動けない

観察のポイントに迷っているようであれば、ファシリテーターの声掛けだけでなく、模擬患者の演技を強めることで、リアリティあ

ふれる促進ができます。

患者役が「看護師さん、なんかドキドキするよ」と言えば、学習者は自然と脈を測るはずです。

● 患者の迫真の演技に圧倒されている

模擬患者の迫真の演技に圧倒され、何がその場面での重要なポイントなのかがわからなくなり、動けなくなるということもあります（P161にも解説）。そのような場合には、患者の演技を緩めます。

患者役が演技をオーバーにしすぎると、緊急度が増し、ゆっくりと「観察」ができず（観察している場合ではないと判断し）、即時「対応」してしまうという失敗例があります。急変のトレーニングとしてのシミュレーションなどではない限り、「観察をさせるため」の演技、つまり必要に応じた演技が必要で、これも重要なプロンプティングです。事前のテストランで、このあたりは十分に打ち合わせができるとよいでしょう。

● ファシリテーターの顔を見てくる

学習者の動きがとまり、ファシリテーターの顔を何度も見てくるようなときは、先に進めない「課題」を抱えているサインです。声を掛け、障壁となっている課題を解決することで、シナリオに再び戻ることができます。しかし、今にも泣き出しそうになっている場合は、いったんセッションを終了しましょう。

● 本題への方向修正

学習者のニーズが本来の学習目標からそれ、その場で気になったことに執着してしまう場合があります。そんなときには、まずはその問題をその場でクリアしてあげると、本題に取り組むことができるようになります。

Chapter3 セッション

Skill⓫-2 振り返りにつなげるために 「待つ時間」を大切にする

◯ 少しでもいいからやってみてもらう

　学習者が止まってしまっているときこそ、「何を考えるか」を教える絶好のタイミングです。これこそが看護のプロを育成するシミュレーション教育の、一番大事なところです。

　そのためにも、学習者自身が考えている時間を「待つ」ことが求められます。

　ただし、セッション中での「待つ」は、デブリーフィングや普段の指導時の「待つ」とは異なります。時間に限りはあるけれど決して焦らせないこと、ヒントを与えて少しでもいいので行動してもらい、何かしら振り返りにつながるアクションを引き出せるよう促進することがポイントです。

◯ セッション中でも作戦会議OK

　私はセッションの途中であっても、作戦会議（P141）の時間を設けることをしています。「1分だけ作戦会議の時間を設けますので、話し合って、次にすべきことを考えてみてください」と投げ掛けます。実際には、学習者同士の様子を見て、話がまとまっていきそうであれば1分以上待ちますし、話が止まっているようであれば少しファシリテーターが介入して、対話が進むようにサポートします。それでも話が進まないようであれば、デブリーフィングに移るべきと判断します。

Skill⓫-3 看護現場を想起させるために 模擬患者の演技で促進する

◯ 演技によるプロンプティング

　学習者の行動を促進するのは、ファシリテーターだけではありません。模擬患者も、その役割を担うことができます。

　例えば、動悸を訴える患者がいます。目標の一つ目は、「五感を使って観察する」と設定されています。脈を測ってほしいのに、学習者は緊張のあまり、ファシリテーターが促進をしても、なかなか脈拍測定をしてくれません。そんなときには模擬患者が「看護師さん、なんか胸がドキドキするわ。脈、速いんちゃうかな」と、そっと手首を学習者に差し出してみます。実際の臨床現場でも、ありそうな場面ですよね。

◯ 看護現場により近い状況を演出

　「えっ、それって誘導だからダメなんじゃないですか？」という厳しい声も聞こえてきそうですが、私たちの目指すシミュレーション教育はあくまでも体験学習であり、トレーニングの場です。何もできないで終わるよりは、何かができて終わりにするほうが、学習者にとってプラスだと私は考えています。できなかったことは、当の本人が一番よくわかっていますので、それで十分です。大事なのは、演出によってより看護現場に近い状況や思考回路を引き出すことです。

　事前に模擬患者の演技を検討し、想定されるやりとりをある程度は決めておきますが、当日は学習者のレベルに応じた演技ができると、さらに学習が促進されます。課題をなかなかクリアできない学習者にはオーバーリアクションでわかりやすく、できる学習者には症状を進行させて難易度を上げるなど、よりリアリティのある演技をすると満足度も上がります。

Skill⓫-4 負荷を掛けすぎないために セッションを止めるべきときを見極める

◎ 雰囲気よく止める

ファシリテーターが促進してもだめなときには、潔くセッションを止めることも大事です。無理に続けるとリアリティもなくなり、互いに辛くなってしまいます。

動作が終わりかけているところを見極めて手をたたくか、動きが止まっている場合には20秒くらい待ってすぐに「はい、OK」「ここまでお疲れ様でした」とストップします。笑顔で軽く拍手をし、労いと承認を伝え、声のトーンは明るめを心掛けましょう。

「できなかったから止められた」という事にならないように、気まずくならない雰囲気をつくって止めることが大切です。

◎ 「頭の中が真っ白」を見抜く

前述したように促進をかけても動きがない場合は（P166）、頭の中が真っ白になっています。そのような場合には、それ以上やっても何も学びになりません。学びにならないどころか、できない姿をさらしてしまうような状況に追い込み、心に傷を負わせることもあります。潔く止めましょう。

いったんその場から解き放ち、落ち着いて考えることで何をすべきかが見えてくるものです。大事なことは、余計な負荷を掛けすぎないことです。

振り返り（デブリーフィング）につなげるスキル

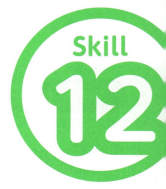

　セッションとデブリーフィングはセットです。実際の"アクション"から学ぶことが、シミュレーション教育の醍醐味ですね。その場で起こった学習者の「思考」と「行動」を、デブリーフィングで"見える化"し"振り返る"という一連の流れによって、はじめて学習が成立します。ですから、セッション中からデブリーフィングを想定し、常にそこへつなげる視点をもちつつセッションを運営することがファシリテーターには求められます。

　ただし、指導者の人数に余裕がある場合、セッションの「ファシリテーター」を担当する人と、デブリーフィングを担当する「デブリファー」は分けたほうがよいでしょう。

セッション中にデブリファーがすること　TIPS

　初めての指導者チームでは、ファシリテーターの心理的負担が大きく、緊張によって視野も狭くなりがちなので、デブリファーとは役割を分担をしたほうがよいでしょう。

　デブリファーはセッション中、学習者とファシリテーターの他にセッション全体の様子も含めて状況を観察し、デブリーフィングガイドにある振り返りの視点について、メモしていきましょう。

　また振り返りのポイントを見越して、待っている学習者（前述P145の「見る係」）に声をかけ、「〇〇のポイントを、観察しておいてね」と投げかけます。何かに気づいた人の様子も、表情などからキャッチできるとなおよしです。

　加えて、学習者が戸惑っていた場面や、目標にはなくともとてもよい関わりができていた場面も書き留めておきましょう。そのような一見見えにくいところも観察し、掘り下げることで、学習者の経験と学習がつながり、デブリーフィングが豊かになっていきます。

Chapter3 セッション

Skill⑫-1 現場につながる学習を意識するために
学習者の「感覚」を引き出す声掛けをする

● 「ありがとう」は大切

　セッション中、課題をクリアするだけではなく、学習者の「思考」や「感覚」を引き出す声掛けができると、なおよいでしょう。シミュレーション教育では、すべてが"現場を想起させる学習環境"となっているはずですが、最も効果的な仕掛けは、ズバリ、患者役からの「ありがとう」です。学習者の行為が、どのような作用をもたらしたのか、ケアの最大の評価者は患者さんですから、患者役からのメッセージは、グッと学習者の心に響きます。

　成人教育のコツ（P16）でも紹介しましたが、「褒める」「認められる」などの報酬が得られると、学習者は直前の行動を繰り返し行おうとします（ 強化学習 ）。タイムリーに承認できると、学習者の行動変容につながります。

Ito teacher's Lecture

強化学習

　褒められたり、認められたりする場面があると、その行動（学習）をまた繰り返してみようとし、そのことで学習効果が上がることをいいます（強化される）。脳内物質であるドーパミンは大脳基底核に強く作用し、快楽に関係します。うれしいことがあると出る物質で、脳の中では、ドーパミンが出る前に行われていた行動を、また繰り返して行おうとする反応が生じます。ドーパミンがある意味でご褒美になっているわけです。もちろん学習の場面で、報酬を期待して学ぶわけではありませんが、承認されたり、褒められたり、何か賞を得たりすると、モチベーションの維持、向上につながることは期待できますね。

振り返り（デブリーフィング）につなげるスキル　Skill⑫

Skill⑫-2　客観的な視点で振り返るために
ビデオ／メモを活用する

◯ 撮影の視点は決めておく

　効果的なデブリーフィングのためには、ビデオ（動画）ツールを活用し学習者の動きやセッションの様子を記録しておくことも有効です。

　撮影のポイントとしては、「何を目標としトレーニングするか」で、撮る対象が異なることです。

　チーム医療を目標とした場合には、メンバー全体の動きやリーダーが何を指示したのかがわかるように、引いた場所から撮影をしたほうが効果的です。手技や個人の動きがテーマであれば、その人の手元や動きを追うように撮影しましょう。

　デブリーフィングガイドをもとに、どこに撮影の視点があると効果的な振り返りができそうか、あらかじめ撮影を担当する人と打ち合わせができるとよいでしょう。

> **TIPS**
>
> **音声も大事**
>
> 　看護実践のためのシミュレーション教育の場合、音声が拾えていないと、デブリーフィングで十分に活用できないこともあります。どのように声をかけるか、は看護の質に関わりますね。
>
> 　ビデオカメラに専用のマイクをつけておく、あるいは登場人物（看護師役、患者役）にピンマイクを付けあらかじめ音を大きくしておくと効果的です。また、再生時にはスピーカーや大型のモニターやプロジェクターを用意してもよいでしょう（視聴時のコツはP191）。

> ### Ito teacher's Lecture
>
> #### ビデオ記録の目的
>
> 　ビデオを効果的に利用するメリットは、やや時間をおいても、別の場所でテーブルなどを囲んで落ち着いて振り返りができることや、自分の行動を客観的に認識したり、シミュレーション中には気づかなかった他のメンバーの動きなども確認できることです。
>
> 　ファシリテーターあるいは指導者は、ビデオ撮影の目的（振り返りのときに供覧するためであるということ）を、最初のブリーフィングの時間などに説明しておかなければなりません。
>
> 　また、後述の「ファシリテーターの質向上のために」の章（P236）でも触れますが、この記録を研究などの目的にも使用する場合は、あらかじめ審査を受け、所定の書式に参加者の許諾の署名をもらうなど、倫理的な課題にも注意を払う必要があります。

参考文献（Chapter 3）

- Goleman D: Leadership That Gets Results. Harvard Business Review, March-April, pp82-83, 2000
- Kozlowski SWJ, et al: Team Leadership and Development —— Theory, Principles, and Guidelines for Training Leaders and Teams. In Beyerlein MM, et al (eds.): Interdisciplinary Studies of Work Teams, vol 3, Team Leadership, pp251-289, Greenwich, CT, JAI Press, 1996
- Swanwick T (ed) : Understanding Medical Education, Evidence, Theory and Practice 2nd ed., Wiley-Blackwell, 2013

デブリーフィング

Chapter 4

このChapterで知ってほしいこと

デブリーフィングで大事なことは"実践に生かせる学びを引き出す"こと!

セッションが一段落したら、
全員で集まりデブリーフィングです。
指導者は「デブリファー」となり、
学習者に問いを投げかけつつ、
セッションを振り返ります。

振り返りはシミュレーション教育の
最も大事なところですから、
ここが指導者の腕の見せどころです。
セッションでの経験と学び
"チームの学習成果"へつなげる
効果的な問いかけを展開しましょう。

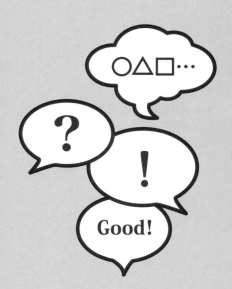

Chapter4 デブリーフィング

デブリーフィングの手順とスキル活用マップ

行動や思考を「見える化」するスキル⇒P185 Skill 14

行動・思考の整理

行動・思考を整理しながら参加者全員で振り返るには、「可視化」が鍵となります。ホワイトボードや記録ボードを活用し、学習者の発言を書きとめながら、思考に沿って整理し、丁寧に問いかけを繰り返していきます。枠組みも活用しながら、そのメンバーや場に合った効果的な発問を重ねることで、学習を展開していきます。

学習姿勢を切り替えるスキル⇒P182 Skill 13

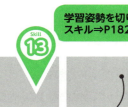

セッションからの切り替え

セッションが終了したら、まずは「お疲れ様でした」と声を掛けて学習者を労い、緊張をほぐす関わりをします。デブリーフィングのスペースへの移動を促しながら、リラックスしてもらえる雰囲気をつくります。ここでは「感情」も表出してもらい、振り返る態勢へと切り替えていきます。

目標の再確認

参加者が全員着席したら、まずは目標の再確認をします。セッションでの行動を改めて目標に照らし合わせ、筋道を示しつつ振り返っていけるようにします。

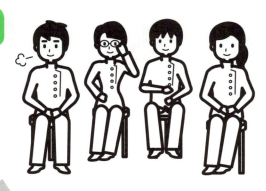

問いを投げかける
スキル⇒P197

Skill 16
「場の力」を利用する
スキル⇒P214

次の課題の明確化
（次のセッションへの切り替え）

1つのセッションでの学びがまとまったら、次の課題を全員で明確にして、次の学習者のセッションの機会へつなげます。

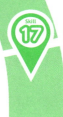
看護実践につなぐ
スキル⇒P223

まとめ

セッションとデブリーフィングを繰り返し、終了したら、全体での学びをまとめます。

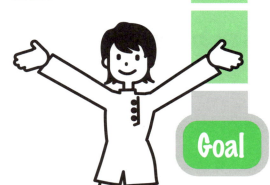

デブリーフィングに必要なスキル

デブリーフィングはシミュレーションの核

　デブリーフィングは、シミュレーションの核であるといわれています。セッションという模擬的な行為に対する省察ではあるものの、実際の行動から振り返り、学びを導き出す貴重な学習環境です。「状況と対面し、行為の中で省察する」、この繰り返しによって、学習者は自らが気づき、学び、そして成長していきます。

　臨床現場をもつ医療者は、「省察的実践家」であるといえます。自らの知識や技能、価値観だけでは対応できない課題に遭遇したり、あるいは思いがけない失敗も経験します。そのようなときの感情や思考、あるいは行動を振り返ることで（省察して）、今後の教訓を導き出そうとします。

「行動」の意味を深く掘り下げる

　私が日常から振り返りの際に取り入れている考え方は、コルトハーヘンの **ALACTモデル**（P181）と、**氷山モデル**（P179）です。これらは「行動」の意味を深く掘り下げ、実践的省察を行うためのものです。デブリファー、特に看護のシミュレーション教育での振り返り時に必要な指導者のスキルの、前提となる大切な考え方ですので、少し丁寧に解説したいと思います。

いかに水面下にあるものを顕在化するか

　人間の「行動」の下には「思考・判断」があり、その下には「感情」とその人の「望み（ニーズ）、価値観」があるといわれています（氷山モデル、右図）。水面下にある「思考」「感情」その人の「望み」の部分、つまり表面に見えているほんの一部ではなく、水面下に眠っている部分こそが重要であり、そこをいかに顕在化させるか、引き出せるかが、その後につながる振り返りのポイントになります。

本質的な気づきを得てもらうためには、学習者（その場に居合わせた対象）へそのような切り口からの視点を送り、問いかけ、行った行為の意味を深く考えてもらえるように意識します。
　そうすることで、「次にどうすればよいか」という具体的な行動の選択肢が自ずと生まれてきます。

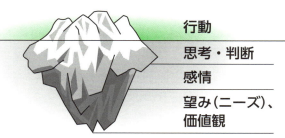

氷山モデル

Ito teacher's Lecture

氷山モデル

　図にあるように、表に現れる「行動」や一定の傾向の背景には、そのできごと、行動や問題を生み出している「思考」「判断」などがあり、さらに「感情」や、深いところでの「ニーズ」その人の「価値観」などがあるというものです。
　よって"見えている言動"は一部で、通常"見えていない部分"が、実はとても奥深いということです。

「相互関係の中で考える人材」を育てる

　省察の理想的なプロセスを示したものが、ALACTモデルです。シナリオ作成時、似たような循環サイクルとしてPDCAサイクルを紹介しましたが（P49）、図にあるように、循環する中で「行為」「相互関係」の振り返りを重視することから、自分のことだけでなく、そのときにいた相手＝患者さんの様子を想起させることができます。

　人間は、相互作用の中で生きています。つい、自分中心になりがちな初学者を、患者中心の医療の学びへと誘う瞬間でもあります。自分の関わり（行為）が相手にどのような影響を与えたのか、それを氷山モデルとALACTモデルに則って入念に確認することで、振り返りを通じて「思考と行動の再構成」を図ります。このように、行った看護行為一つひとつの意味を丁寧にとらえ直すことが、「相互関係の中で考える人材」の育成につながります。

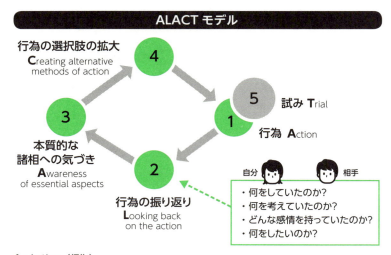

A：Action（行為）
L：Looking back on the action（行為の振り返り）
A：Awareness of essential aspects（本質的な諸相への気づき）
C：Creating alternative methods of action（行為の選択肢の拡大）
T：Trial（試行）

Ito teacher's Lecture

ALACTモデル

　オランダの教育学者コルトハーヘン（Korthagen FAJ, 1985〜）が提唱したので、コルトハーヘンのALACTモデルとも呼ばれます。

　本来は教師のための教育学の用語で、教員養成の手法について記載されたものですが、それにとどまらず社会一般での教育全般に通じる概念になっています。経験による学びの理想的なプロセスは、行為と省察が交互に行われるものです。このサイクルが繰り返されることで、成長し続ける姿勢が身に付くことが期待されます。

　リフレクティブサイクル（P224）とも類似はしていますが、本書では、「自分の行為が相手にどう影響したか」までを振り返ろうとしています。つまり、「相互関係の中で人を育てよう」という意図です。自分の関わり（行為）が相手にどのような影響を与えたのかを振り返り、次の実践に活かそうとするALACTモデルは、そもそも「教師のための、教師-学習者関係の中での教員の成長を促すモデル」です。「行為」や「選択肢の拡大」が明記されているように、ALACTモデルはより行動的であり、最終的には教員（指導者）の行動変容をも期待するモデルなのです。

デブリファーに必要なスキル

　デブリファーに求められるのは、紹介したような概念・モデルを頭に置きつつ「対話」を通じ、学習者の中にある学びを「引き出していく」スキルです。下記の5つの視点から詳説します。

⑬ 学習姿勢を切り替えるスキル ･････････････････････P182
⑭ 行動や思考を「見える化」するスキル ･･････････････P185
⑮ 問いを投げかけるスキル ･･････････････････････P197
⑯ 「場の力」を利用するスキル ････････････････････P214
⑰ 看護実践につなぐスキル ･･････････････････････P223

Skill 13 学習姿勢を切り替えるスキル

◎心理的切り替え

　デブリーフィングに入る前に、振り返りのための姿勢を整えてもらうことが重要です。振り返りに必要な姿勢とは、どんなものでしょうか。

　セッション中の学習者は盛り上がった状態であり、身体だけでなく感情も大きく動いています。ですからセッションが終わった直後のメンバーは、全体的にざわざわした様子になっていることでしょう。また集中していた分、ファシリテーターの「終了です」の言葉に緊張が緩んで笑みがこぼれたり、ときに泣き出したりする光景も見られます。

　一方、デブリーフィングでは少し冷静になり、自分たちが行ったことに対し客観的になることが重要になります。

　そこで、場所をベッドサイドからホワイトボードの前に移すなど環境を変えて心理的な切り替えを意図的に行い、学習姿勢や感情を整えていきましょう。

　シミュレーションに慣れた学習者であれば、デブリーフィングで行うことに予測がついているので、自身での切り替えが可能でしょう。しかし、新人看護職や初対面同士の場合には、ファシリテーターがこの点についても配慮したほうが、デブリーフィングの時間をより効果的・効率的にすることができます。

Skill⓭-1 デブリーフィングに集中してもらうために
感情を吐き出してもらう

◉ 感情を抑えていては振り返りはできない

　アクション重視のセッションから、話し合いや考えることが中心のデブリーフィングに切り替えるときには、学習者を心理的負担から解放するための声掛けが必要です。

　特に配慮が求められるのが、セッションでのトップバッターです。事前に十分に緊張を解く工夫をしたとしても、やはり最初のセッションは緊張するものです。しかも、ロールプレイとは違い、等身大で行うトレーニングとなるため、できなかった自分にがっくりと落ち込むメンバーもいます。

　ファシリテーターはセッションが終わったら、「お疲れ様でした！最初だったから緊張したでしょ」などと、本人が感じていることを代弁し、感情を放出できるようサポートしましょう。

　緊張の糸が切れて、あるいはできなかったことに悔しさを感じ、泣き出してしまう人もいます。それはそれでよいので、しっかりと気もちを受け止めます。

　「ホッとしたら、涙が出ちゃったね。大丈夫。一つひとつ一緒に振り返ってみよう」「最初にやる人は、誰でも実力を出すのは難しいもの。よく頑張ってくれました」「涙が出るほど悔しいって感じたんだね。よし、どうやったらもっとよくなるか、一緒に振り返ってみよう」と、声を掛け、振り返りへとつないでいきます。

　感情を抑え、「泣かないように」……と必死に涙を堪えるほうに力が注がれては、その学習者にとって十分な振り返りにはなりません。スッキリ気もちを切り替えて、デブリーフィングに臨んでもらいましょう。あまりにも号泣しているようなときには無理をさせず、場を離れさせるなど、ひとまず休憩をとるのも一つの方法です。

Chapter4 デブリーフィング

Skill⑬-2 振り返りの軸を意識するために
目標を再確認する

◯ すっかり抜けていることもある

　ここからは「デブリファー」の担当になります（ファシリテーターとの役割分担については P171 参照）。

　デブリファーは全員に対してまず「さあ、振り返りです。今日の目標の一番目は何だったか覚えていますか」と問いかけ、目標をもう一度確認します。

　デブリファーの担当になった人はセッション中、学習者とファシリテーターの様子、模擬患者、場の状況など、全体を客観的に見て、振り返りの道筋をイメージしていたことでしょう。しかし、振り返りの主体である学習者はセッションに没頭していたはずですので、「目標」がすっかり頭から抜け落ちていることも考えられます。

　全体で行う振り返りの「軸」がぶれないように、またデブリファー自身や指導者チームも改めて目標を意識した体勢になるように、このタイミングで目標を再確認することが大事です。

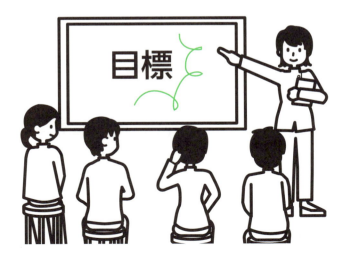

行動や思考を「見える化」するスキル

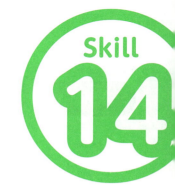

◎ "見えない部分" が意外と大事

振り返りのはじめには、デブリーフィングガイドで用意した最初の問いを提示します（実際には、撮影した動画を見ながら意見を挙げてもらうこともあります）。そして、学習者の発言をホワイトボードなどに書き、全員が「見える」ようにしていきます。

その際に必要なのが、「見える化」するスキルです。学びを可視化し、効果的に構造化していくためには、言葉だけでのやりとりでは思考は構造化しづらいため、「見える化」することはとても大事です。

新人看護師など、医療に関する言葉そのものに慣れていない学習者であれば、指導者側が書記をしたほうがスムーズに進行できます。一方で学習者に書いてもらう参加型にしたい場合には、何を書くのか、どのようなことをまとめていくのかといった枠組みを提示し、明確に指示できるとよいでしょう。

また、効果的な振り返りにするためには、見える形にしていく過程そのものも全員で共有していく必要があります。そうすることで、行動だけでなく、その行動をとったときの思考や事象の関係性がどのようになっていたか、つまり「見えない部分」にも、自然と目を向けることができます。

ここでは学習のための可視化に関する、具体的なスキルとコツをご紹介していきましょう。

Skill⑭-1 振り返りを構造的に整理するための枠組み（Plus/Delta、GAS法）を使う

　シナリオ作成時にも紹介したように、構造的な振り返りを進めるためには、「Plus/Delta（プラス／デルタ）」や「GAS法」といった枠組みの活用が有用です（P78）。

　ただし、必ずしもこれらを使わなくてはならないわけではありません。どの枠組みを使うのか、あるいは使わないのか、どのタイミングで提示するか、枠組みそのものを共有しながら振り返るのか、これらはファシリテーターの力量に任されている部分です。実は、振り返りの手法について多くの研究がされているものの、いまだ確立された方法論がありません。限られた時間の中でトレーニングをする際には、よく使われているわかりやすい枠組みを選び、活用すると効率的です。

　私自身は、その日の課題に応じて枠組みを使い分けています。並行して「検知→認知→判断→行動」という枠組み（P48）を念頭におきながら、どこまでできたのか、意図したのかを問いかけます。これらを明らかにしていく過程こそが「エキスパートの思考での振り返り」です。

　ここから、それぞれの枠組みの効果的な使い方を解説していきましょう。

◉ GAS法は初学者や初回に使える

　GAS法（G：情報を集める、A：分析する、S：まとめる）は、初学者が対象のデブリーフィングや、最初のセッションに対するデブリーフィング場面に向いています。情報を集めるところからスタートするので、その後の展開がしやすいですね。

　学習者には「まず、何が起きていたのでしょうか」というように問いかけ、事実に基づいた情報を収集します。それらの情報から、「そ

れは、どういうことだったのでしょうか」と問いかけ、分析をしていきます。そして、「では、どうすればよかったでしょうか」というまとめを行うことで、そのデブリーフィングで見つかった「課題」を明確にし、次のセッションへとつなげていきます。

◉ Plus/Deltaは「何がよいか」が前提にあるときに使える

　Plus/Delta（Plus：できたところを挙げる、Delta：よりよくできるところを挙げる）は、よしあしの判断がつきやすいシンプルな課題や、シミュレーション教育に慣れた人のトレーニングに向いています。いきなり初学者に用いると、そもそも何がよくて何がよくないのかを理解できていないので、意見が出にくい傾向があります。デブリーフィングを重ねたトレーニングの後半であれば、活用できるでしょう。

◉ エキスパートの思考を養う「検知→認知→判断→行動」

　「検知→認知→判断→行動」（P48）という枠組みに沿って振り返る場合は、以下のように問いかけを進めていきます。

★検知：パッと見で状況を言語化する
　「まず、どのようなことが起きていたか、患者さんの状況や事実、気になったことを挙げてみてください」
★認知：過去の情報と照らし合わせ、何が起きているかを認識する
　「これは、何が起きていたと考えられるでしょうか」
★判断：認識したことに対し、どのような対応が必要かを挙げる
　「看護師は、何をしたらよかったのでしょうか」
★行動：具体的に行動する
　「では、次のセッションでは上記で挙がった行動を実践してみましょう」

この方法は、メンタルシミュレーションや机上のシミュレーション、つまり思考のトレーニングでも活用できます。

いずれにしても、「ステップを意識しながら振り返りができること」が大事です。日頃、デブリファーや指導者自身が現場でどのように情報を集め、分析・判断し、行動に移しているのか、そのステップを意識しながら振り返りができると、よりエキスパートの思考に近づくでしょう。

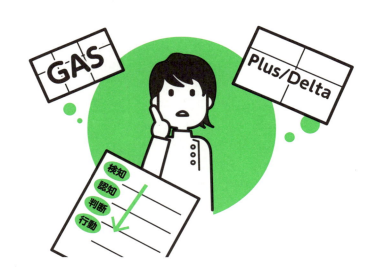

Skill⑭-2 意見や学び、構造を共有するために
整理するツール（ホワイトボード等）を活用する

○ ホワイトボードはみんなで作り上げる「カンペ」でOK

　ホワイトボードは、振り返りの中で得られるたくさんの気づきを可視化するのに役立つツールです。学習者の発言の一つひとつを丁寧に拾い上げ、観察や対応した一つひとつの行為が何に結びつくのか、どのような意味があるのか、ホワイトボードの上で展開していきます。そうすることで、セッションとデブリーフィングの回を重ねていくと、そこに理想とすべき看護が「見える化」されていきます。

　構造化しながら話を聴くことに慣れていない新人看護師の場合には特に、ホワイトボード上で今何について話し合っているのか、何がわかっていて、何がわからないのか、次への課題は何か、などが可視化された状態で話を進めていくと、学習の整理に大変効果的です。

　また、セッションが次のメンバーやステップに進むごとに、理想とすべき観察ポイントや行動がホワイトボードには描かれていきます。つまり、不安が強い学習者にとっては、このホワイトボードが次のセッションでのカンニングペーパー代わりにもなります（体験型のトレーニングを目的としたシミュレーションであれば、ホワイトボードを見ながらでも「行動できればOK」です）。

○ 色ペンでひと工夫

　ホワイトボードに書くときには、ペンの色も工夫しましょう。できていたところを「青字」で丸く囲む、次への課題は「赤字」で囲むなど、ひと目で何を示しているかがわかるように色分けをします。また、枠組みを隠した状態から、ファシリテーターが要素ごとに色を分けて書いていくことで、枠組みそのものに気づかせる仕掛けをしたり、P198から紹介する「軸」について意識しながらペンの色を

使い分けてもよいでしょう。これらはいわゆる板書のテクニックです。

　また、矢印や吹き出し、罫線なども上手に活用してまとめられると、よりわかりやすくまとめられます（図解のツールは P192）。

● 付箋に意見を書いていく

　ホワイトボードがない場合や机上のトレーニングの場合、また、たくさんの意見を出してほしいとき、（誰の意見かに左右されないために）意見の帰属をなくしたいときなどには付箋の活用が効果的です。

　特に少ない指導者で多くのグループを管理しなければならないときには、付箋に意見を書いてもらうことで、途中、複数のグループを回りながらどんな話し合いができているのかの確認もできます。

　シミュレーションに不慣れな学習者や、発言が消極的なメンバーでも、付箋に書いてもらうという主体的な作業をとり入れると、その後のグループワークに入りやすくなるというよさもあります。

学習者だけでホワイトボードに向かう時間をつくる

　最初でも途中でもよいので、学習者たちだけでホワイトボードに向かう時間をつくりましょう。その間、指導者チームで作戦会議をすることができます。振り返りの方向性の確認や、デブリファーに見えていなかったセッション中の学習者の言動について、相談や確認を行うことができます。

小さな成功体験を積むことを大切に

　ホワイトボードに自分の発言が書き込まれると、指導者に承認された雰囲気が全体に広がり、安心・安全の場であることが学習者に認知されていきます。

　そのためにも、学習者からの発言は、どんな言葉でもそのまま拾うことがポイントです。そこから、「いいね、それを看護用語にすると何という？」と問いかけて、内容を深めるのもよいでしょう。

Skill⑭-3 客観的にセッションを振り返るために
ビデオ映像は部分的に活用する

◯ 全視聴はNG

　セッションでの行動を振り返ろうにも、緊張すると、頭の中が真っ白になり本人が「え、何も覚えていない！」ということもあります。そんなときには、同じグループのメンバーを巻き込み、空白部分の記憶を補い合いながら振り返ることで、チームビルディングを図る方法も効果的です。それでも見えていない部分もあるでしょう。そんなときに役立つのが、ビデオ映像（動画）です（撮影時のポイントはP173）。

　ただし、はじめから動画を全部視聴することはやめましょう。確認したいところだけを抜き出し、部分的に見ることがビデオ映像を効果的に活用するコツです。日常の看護業務において、例えば急変に遭遇したときのことを後日思い出し、記録に残さなければならない状況があります。ビデオでの振り返りに慣れてしまうと、動画なくしては振り返りの焦点が定められなくなってしまいます。「どこに注目しておかなければならないのか」ということを、日常的に意識づけられるような動画の用い方ができるとよいでしょう。「いかに自分たちで気づかせるか」それを助けるツールの一つとしてとらえます。

TIPS 「自らよりよくする」にも効果的

　「できる」メンバー、あるいは「できると思っているプライドが高い」メンバーがいるときなども、ビデオを用いて客観的に振り返る時間をもてると効果的です。「できる」メンバーはビデオを見ただけで、自分で「できていないこと」を気づくことができますし、他人から指摘されるよりも有効な振り返りになります。

Chapter4 デブリーフィング

Skill⑭-4 関係性を明らかにするために
図解のツールで整理する

◎ みんなで頭と手を動かしカテゴライズしていく

よりベーシックな「見える化」の方法に「図解」があります。近いもの・遠いもの、同じもの・違うもの、順番にするとどうかというように、頭と同時に手をみんなで動かしながら図にまとめていくことで、ものごとを概念化し、整理するトレーニングになります。

時間がある場合には、学習者だけで図解をしてもらうとよいですね。時間がない場合や慣れていない内容を取り扱う場合には、デブリファーがサポートしましょう。

◎ 図解ツールいろいろ

図解のツールとしては **アフィニティ・グルーピング**（P193）を紹介します（KJ法といったほうが、なじみがあるかもしれません）。これは、グループ内で出た意見を、共通したカテゴリーにまとめ、さらにカテゴリー同士の間に矢印や線を描き、関係性を明らかにしていく手法です。

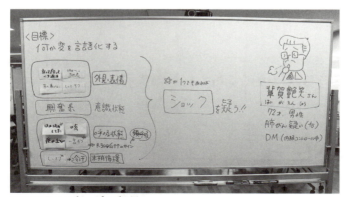

アフィニティ・グルーピングの例

図解のツールには他にも **グループ・グリッド**、**チーム・マトリックス** などがありますし、**ワード・ウェッブ** という方法もあります。ワード・ウェッブは、手順や看護技術の学習というよりも、例えば「看護観とは」「コミュニケーションとは」など、より概念的な課題や倫理的なテーマについて議論、学習する際に用います。

Ito teacher's Lecture

アフィニティ・グルーピング（Affinity grouping）

学習者や参加者から出たさまざまなアイデア、意見、コメントなどを付箋やポストイットに記し、それをグループ内で話し合いながら、近いもの同士、あるいは同様のカテゴリーのもの同士でグループに分けて、カテゴリーごとに題（表題）をつけるプロセスをいいます。アフィニティ（affinity）とは、「親和性」「近似性」などの意味です。グループでの協同作業を通じて、テーマの全体構造を把握したり、課題を抽出したりすることが期待できます。

グループ・グリッド（Group grid）

グリッドとは「格子」のことです。列・行に項目やカテゴリーを整理していくもので、視覚的に情報が見やすくなります。特に新しい概念や用語などの記憶を促進します。

例えば芸術についての学習で「中世の芸術」をテーマにして、下記のような表を作成しておき、学習者には、代表的な芸術作品のリストなどを渡して、空欄を埋めてもらいます。

［例］「中世の芸術」をグループ・グリッドで

	絵画、タペストリーなどの二次元のもの	彫刻、レリーフなどの三次元のもの	建築物など
初期中世			
ロマネスク			
ゴシック			

Barkley EF, Major CH: Collaborative Learning Techniques, A Handbook for College Faculty, Jossey-Bass 2nd, 2014 より筆者訳，改変

Ito teacher's Lecture

チーム・マトリックス（Team matrix）

　重要な特徴の有無を一覧表のようにして、類似する概念の区別化を行うような場合に用います。類似する概念の整理、区別に有用です。

［例］ジャズ、ブルースの整理をチーム・マトリックスで

　下記の特徴は、どちらのジャンルの音楽により明確にあてはまるだろうか。

特徴	ブルース	ジャズ	両方
起源は都会			
起源は田舎や地方			
起源はミシシッピのデルタ地帯			
より古くから発展したのは？			
ロックンロールの基礎となったのは？			
最初から白人も黒人もともに共有したのは？			
英国人によって米国に逆輸入されたのは？			
速いテンポで、多くのコードを使うのは？			
メロディを超えて即興的な演奏をするのは？			

Barkley EF, Major CH: Collaborative Learning Techniques, A Handbook for College Faculty, Jossey-Bass 2nd, 2014 より筆者訳，改変

ワード・ウェッブ（Word webs）

　ウェッブ（webs）とは、くもの巣、ネットなどの意味です。直訳すると"言葉の網"です。課題となる中心的な語句などを用紙の中央に書き、学習者はそれに関連する概念やアイデアをその周辺に書き足していき、相互の関連を矢印や線で描いていきます。複雑な課題でも、それを構成する要素に分解したり、相互の関連性を図式化していくことで理解の助けとなります。

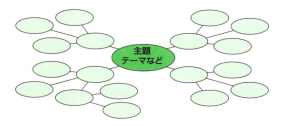

行動や思考を「見える化」するスキル **Skill ⓮**

Skill ⓮-5 高度な問題解決の能力をつけるために
問題解決のプロセスを段階的に振り返る

◉ 問題解決も段階的に

　看護のシミュレーション教育において重要なのは、ものごとへの理解が進むだけではなく、実際に問題を解決し、実行する力を身につけることです。問題解決能力を得るための技法はいろいろありますが、私は **ストラクチャード・プロブレム・ソルビング**(P196) の考え方でデブリーフィングを構成しています（スモールステップとも共通する考え方です、P55）。

　看護現場の課題は、複雑かつ多様、多相になっているので、はじめからすべての問題を解決する道筋を立てて動くのは難しいですね。そこで、デブリーフィングとセッションを重ね、明らかになった問題や課題をいくつかに分割することで段階的に対処法を考え、順を追って少しずつ対応できるよう組み立てます。寄り添いながら、対処法を身につけるというイメージです。

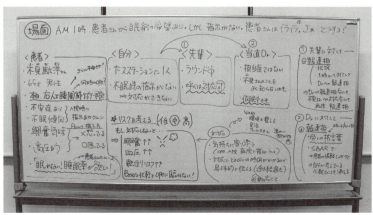

ストラクチャード・プロブレム・ソルビングになぞった板書の例

195

"歩幅"がわかっているか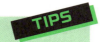

デブリーフィングでは、現場での思考回路の階段を、一段ずつ全員で登っていくような質問を、その場で投げかけていくとよいでしょう。難しい課題や複雑な問題には、もう一度一緒に下から階段を登ってあげるイメージで、「ここまではわかっているね」（1段）、「次はどうかな」（もう1段）というように、わかっているところまでをその場で確認しながら進めます。

この問いかけは、何でもさっとできてしまうタイプの指導者には苦手な作業かもしれません。逆に、何をするにも苦手意識がある人のほうが、自分もわからなかったことや苦手なことを、どのような思考回路で理解・習得してきたのかを知っているので、学習者に寄り添いながら階段を登るのが得意です。つまり「階段（ステップ）の幅・高さが、どのくらいなのかがわかっている」ということです。

それに寄り添えば、学習者の「わからない……」から「わかった！」への変容を、意識的発問によってフォローすることができます。

Ito teacher's Lecture

ストラクチャード・プロブレム・ソルビング (Structured Problem Solving)

ある程度の制限時間の中で、複雑にみえる問題に対しても、その解決のプロセスをいくつかのステップに分けることで順次検討していく手法です。何が実際に起こっているのかを「定義」し、問題の原因を特定するための「理解」に進みます。対策案を立てることが、次の「改善」のステップで、その対策案が実施されることが「維持」の段階になります。

- **Define** （定義） ＝ 何が実際に起こっているのか
- **Understand** （理解） ＝ 問題の原因を特定
- **Improve** （改善） ＝ 対策案を立てる
- **Sustain** （維持） ＝ 対策案の実施

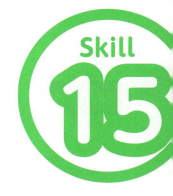

問いを投げかけるスキル

◎言葉を引き出し学びを深める

　振り返りでは、学習者に対して適切な問いを投げかけ、自身では意識していなかった事柄にも焦点を当てて言語化することによって、より豊かな学びを引き出すことができます。

　わかっていたつもりでも、言語化していない事柄については、学びが深いものにはなりません。また、言語化したことの背景などについて、チームでさらに議論を深めていくことが、デブリーフィングの醍醐味(だいごみ)ともいえます。

　言葉を引き出すために重要なのが、適切な問いを投げかけるスキルです。ここで「誘導のようになってしまう」とお悩みの方は多いようですが、前述したように（P85）、問いが漠然としていたり伝わりにくい場合に、そのようなことが起こります。準備段階であるデブリーフィングガイド作成の際にもその点については注意してきたと思いますが、ここでは、効果的な発問を「その場で」展開していく方法について詳説していきます。

Skill⑮-1 整理しながら振り返るために
「構造」と「軸」を意識して問いを展開する

● 混同しがちなことを構造的に振り返る

　「観察」ができたらよいのか、「アセスメント」や「対応」までをできるようになってほしいのか――どれも看護実践の場ではほぼ同時に行っていることなので、学習者だけでなく、実は看護職である指導者も混同しがちです。

　しかし教育の場面では「観察」「アセスメント」「対応」を分けることでぐっと理解が深まり、学生時代などに習得した「知識」と日々の「実践」が結びつくよい機会になります。さらにいうと、これらを整理して振り返るチャンスは、臨床に出た後では教育の場面にしかありません。また「対応」は明確なのでどこでも答え合わせができますが、「観察」は本当に見えているのかどうか、「アセスメント」は適切な分析によって導びかれたものなのか、教育の場でしか振り返ることができません。「観察」だけに絞ったシチュエーションベースドトレーニングは、実は非常に価値があるのです。

　シナリオ作成の段階で、学習目標もスモールステップとともに「観察」「アセスメント」「対応」に分けて考えて立てていたはずです（P55）。デブリーフィングの随所で、構造化して立てた目標に対して、「どのあたりまでできているでしょうか」「どこができていないでしょうか」「足りないところはどこでしょうか」といった点を意識し、問いかけをしていきましょう。

●「軸」を意識する

　問いを深めていくためには、学習者からの発言や挙げられた事象について、「軸」を意識してみましょう。軸とは、ものごとの間に引く線によって、対軸（A⇔B）や時間軸（A⇒B⇒C）を示し

たりできるものです。それらに沿った切り口で、問いかけをしてみましょう。具体例をお示しします。

★抽象⇒具体

例えば、学習者から漠然とした言葉でアイデアや意見が表現されたときは、【抽象⇒具体】と掘り下げていきます。

- Q. 今の発言の、「なんとなく気になった」という部分を、**具体的に表現していきましょう**。なんとなく、「どの辺が」気になりましたか。
- Q. 「具合が悪そう」と感じたのは、**どの辺りを見て**そう感じましたか。
- Q. 「ショック状態」と判断したのは、どのような事実からですか。
- Q. ○○について、**もう少し詳しく**教えてもらえますか。
- Q. ○○には、**どのようなこと**が含まれていますか。
- Q. ○○という言葉の背景には、**どのような思い**がありそうですか。

★具体⇒抽象

個別の情報をもとに、やや抽象的な概念の理解を深めるために、【具体⇒抽象】とまとめあげます。具体的な要素が集まったところで、それらをカテゴライズして示し、「一段階上の抽象度で、それらはどのように表現されるのか」を問いかけます。

- Q. 情報をまとめていきましょう。（個別に出ていた要素をまとめて示し）「息がはあはあしてた」「呼吸回数 30 回 / 分」「頻呼吸、Spo$_2$ 91％」これらは、**何に関する情報ですか**。（⇒呼吸状態）

- Q. 「呼吸状態が急激に悪化した」「VT や VF が見られている」「ドレーンから大量に出血している」**このような急激な状態の変化を総じて何と呼びますか**。（⇒急変）

Chapter4 デブリーフィング

★過去⇔現在⇔未来

看護実践のためには、あらゆる事象について「過程」を把握することが非常に重要です。焦点化して掘り下げたいことについて、「過去⇔現在⇔未来」の時間軸を意識して問いかけます。

Q. この患者さんの普段の血圧はどのくらいですか。(過去)
今の血圧はどのくらいですか。(現在)
このあとどのように変化していくと思いますか。(未来)

Q. 手術を受けたのは、いつですか。(過去)
術後、何日経過していますか。(現在)
術後10日間経過すると、創部はどのような状態になっているのが理想でしょうか。(未来)

★クローズドクエスチョン／オープンクエスチョン

クローズドクエスチョン、オープンクエスチョンというより「(答えが)閉じられた問い」「(答えが)開かれた問い」というと、少しイメージがわきやすいかもしれません。

クローズドクエスチョンとは、はい／いいえで答えられるもの、あるいは答えが1つに限られているものを問うことです。それに対し、オープンクエスチョンとは、答えが多様になるものです。それぞれ、状況に応じて使い分けます。

〈クローズドクエスチョンの例〉
Q. マンシェットは、横指が二本入るくらいの強さで巻くとよい、これは正しいでしょうか
Q. 胸骨圧迫は、1分間に何回ですか。

事前課題の確認や、知識として定着させたいことについて、正答を求める際に有効です。

〈オープンクエスチョンの例〉
Q. 先ほど、ベッドサイドを離れずに患者さんのそばにいてくれましたね。呼吸困難を訴える患者さんにとって、その行為はどのような意味があると思いますか。

じっくりと考え、多角的な思考を広げてほしいときに適しています。思いがけない発言から、次の学びも引き出すことができます。

★あらゆる方向への展開例
問いかけというのは、あらゆる方向への展開が可能です。例をお示しします。

Q. ○○と断定した**経緯、その思考の過程**を教えてください。（思考の経緯・過程）
Q. **もし**○○だとしたら、何が考えらえますか。（仮説）
Q. **年代別**に考えてみましょう。高齢者の場合だと、何を考慮しますか。（年代・発達課題別）
Q. ○○と聞いたら、**何が思い浮かびますか**。（想起）
Q. ○○と**違う場合**はどうですか。（比較）
Q. 対応として①と②が出ましたが、本当にそれだけでよいでしょうか。（揺さぶり）

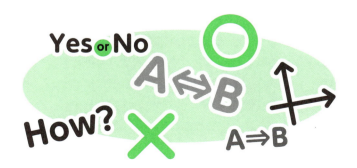

Chapter4 デブリーフィング

Skill⑮-2 先入観をもたず 発言の多様性を受け入れる

●「なぜ今、その発言!?」と怒っていませんか

　学習者からどんな回答が出されても、まずは「受け止めること」が大事です。そして、先入観をもたずに次の問いをすることがデブリファーの役目です。

　「誘導になっていないか」という不安と背中合わせの感情として、「どうしてここで、こんな発言をするんだ（怒）」「ここで答えてほしいのは、それじゃない！」といった怒りやいらだちが生じます。しかし、学習者の発言はそもそもコントロールできるものではありません。

　このような感情は、指導者自身の中に「新人看護師であっても、この時期にはこのくらいは分かっていて当然」「できて当たり前」という基準ができた途端にわき起こります。そこからずれた回答が聞かれると、焦り、腹が立ち、つい誘導してしまうのです。

　その日のシミュレーション研修のゴールとは、あくまでも最後にたどりつければよいもの。デブリーフィングでは、いかに学習者の発言の多様性を受け入れられるかが、鍵になります。

● 思考を掘り下げるテクニック

　発言を受け止めるには、受講者から聞かれた言葉を「○○ですね」と、そのままオウム返しすることです。次に、稚拙な言葉や漠然とした言葉、抽象的な言葉で表現された場合などには、その"塊"を学習者自身で細かく砕くような問いかけの作業をしましょう。これが思考を掘り下げることにつながります。

思考を掘り下げる 問いかけの例

デ＝デブリファー、A・B＝新人看護師

デ 患者さんは、どんな様子でしたか？

A 「はぁはぁ」していました。

デ そうですね、「はぁはぁ」していましたね。では「はぁはぁ」を、看護や医学の言葉で表現してみましょう。

> **P!** オウム返しで一度発言を受けとめ、さらに別の表現方法を問いかけます。

A 「息切れ」かな。

デ そうそう、息切れ。息切れしているような、先ほどの呼吸を「何呼吸」と言いますか。

B あっ、頻呼吸！

デ そうですね、頻呼吸。呼吸に関して、さらに深めていきましょう。呼吸は、何を見たらいいですか？ 数値化できることはありますか？ ……（つづく）

　無理な誘導も否定もせず、学習者が今置かれている場所から少しずつ思考を掘り下げるためには、どんな回答がきても、まずはどっしりと受け止めることです。

　学習者の今に寄り添いつつ、徐々に構造化していき、エキスパートナースの思考へと誘っていきます。

Chapter4　デブリーフィング

Skill⑮-3　相互作用を想起しながら 認識していない思考に焦点を当てる

　前述（P178）したALACTモデル／氷山モデルのように、デブリーフィングで可視化すべきものは、目に見えている行為や行動だけでなく、その水面下に潜む「思考・判断」「感情」や「望み（ニーズ）、価値観」そして「相互関係」です。それらをうまく引き出す問いかけのコツを、ここまで紹介した発問のスキルの実例も織り交ぜながら、示していきましょう。

ALACTモデル／氷山モデルを活用した 問いかけの具体例

（指＝指導者、新＝新人看護師内田さん）

指　先ほど内田さんは、川上さん（患者さん）にどのように説明をしたのですか？**（自分の行動）**

新　川上さんにわかりやすく伝わるように、パンフレットを使いながら説明をしました。

指　パンフレットを活用した意図は何ですか。何か理由がありますか？**（自分の思考）**

新　高齢なので、イメージをしてもらえたらいいなと思い、イラストが入ったパンフレットを活用しました。

指　そうでしたか、ご高齢だというところを踏まえてそうしたのですね。川上さんは、どのような様子でしたか？**（患者の行動）**

新　「わかりやすい」と言って、笑顔で喜んでくださいました。あと、「こうやったらいいのね。家に帰ったら、こうね」と、手技を真似してやってみてくれました。

指　そうでしたね。そのとき、川上さんは何を考えていたと思いますか。**(患者の思考)**

新　退院後、家に帰ってからの自分の動きをイメージしていたのだと思います。

指　そうですね、退院後の自分の姿をイメージされていましたね。その様子をみて、内田さんはどう思いましたか。**(自分の感情)**

新　パンフレットを活用できて、すごくうれしかったです。それで、やりながら川上さんが「こういうときにはどうしたらいいの？」って聞いてくれました。でも、十分に答えられないところもあったので、そこはちゃんと勉強しなきゃって思いました。

指　パンフレットを活用できて、よかったですね。あとは、不足している部分を補足できると、なおよしですね。**(望み)**

新　はい、川上さんには「自立して生活をしたい」という思いがあるので **(患者の望み)**、それが叶えられるように自分も不足している情報を追加して、きちんと説明ができるようにしたいと思います **(自分の望み)**。

指　そうですね。具体的には、どのような情報が不足しているか、わかりますか。

新　●●と▲▲、あと〇〇についても、補足したいと思います。

指　具体的でよいですね。**(承認)** あとは、□□についてもおさえられると、さらにわかりやすい説明ができると思いますよ。

新　はい、ありがとうございます。

Chapter4　**デブリーフィング**

指　今回、川上さんが、そんなふうに具体的に退院後のイメージをつかむことができたのは、なぜだかわかりますか。例えば、今回の説明が口頭だけの説明だったら、どうだったでしょうか。**(比較・仮説)**

新　たぶん、話を聞いて終わりだったと思います。あのとき、パンフレットに手順が写真で載っていたから、実際に手を動かしてくれたように思います。

指　そうですね。写真が具体的なイメージを伝えてくれたのですね。写真やイラストがあれば、初めての人でも……？

新　できます。

指　では、初めて手技や動作を獲得しなければならない人への指導には、どんな方法や資料が適していると言えそうですか。**(抽象化)**

新　写真やイラストが入ったわかりやすい資料が適していると思います。あと、ご高齢の方には、文字が大きいほうがよいと思います。あのとき、川上さんが「この字は大きくていいね」と、言ってくれました。

指　そうですね。患者さんの個別性を考慮した指導が大事ですね。他の方に対してもさらに上手に説明ができるよう、引き続き取り組んでいきましょう。

新　はい、頑張ります！

　学習者自身でなく、対象者（患者さん）の行為から、そのニーズや感情を顕在化できる振り返りを促しましょう。

Skill⑮-4 学習効果を高めるために 感情に焦点を当てる

　学習効果において、氷山モデルの「感情」の部分は重要です（P178）。「ああ、そうか！」と、心が揺れたときにこそ、「学習」は実を結びます。ですから、デブリーフィングの中で、一番心が揺らいだこと、一番気になったことを先に発表してもらうのもいいでしょう。学習者のもモチベーションがぐっと上がり、そのあとの進行がスムーズにいく傾向があります。

　行為の振り返りをしながら、感情にも焦点を当てた問いかけの展開例を紹介します。

入職1か月目の新人看護師を対象とした急変対応シミュレーションにおける一場面の　問いかけ例（行為の振り返り）

（デ＝デブリファー、学＝学習者の小林さん、患＝患者役の木村さん）

デ 病室を訪問すると、患者さんはどのような様子でしたか。**（患者の行動）**

学 胸を押さえて、苦しそうにしていました。

デ そうでしたね、苦しそうにしていました。そのとき、小林さんはどのように関わったか覚えていますか。**（自分の行動）**

学 えっと、苦しそうにしていて冷汗も出ていたので、緊急だと思い、すぐにコールしました。

デ そうでした、すぐにコールしてくれましたね。もう片方の手は、どこにあったか覚えていますか。**（自分の行動）**

Chapter4 デブリーフィング

学　えっと……。

デ　では、様子を見ていてくれた斎藤さん、いかがでしょうか。

他の学習者　患者さんの肩というか、背中のあたりにありました。
(斎藤さん)

デ　そうです。患者さんの肩のあたりに、そっと手が添えられていましたね。なぜ、そこに手を置いたか、小林さんは覚えていますか。何か考えや思いはありましたか。**(自分の思考・感情)**

学　えっと、私はまだ新人だから何にもできないけど、ちょっとでも安心してもらえたらと思って……。

デ　いいですね。患者さんに少しでも安心してもらえたらって考えたのですね。では、今日は特別に、患者さんにどんな気持ちになったか、どんなことを考えていたのか聴いてみましょう。普段は、なかなか聞けないですよね。患者さん役の木村さん、どんな気持ちでしたか。また、何か考えていたことがあったか、教えてください。**(患者の思考・感情)**

患　私は苦しそうに演技することが役割だったのですが、演技であっても、手を添えられたら不思議とホッとしたというか……一人じゃないんだと思ったら安心して、楽になりました。もし、あのまま放置されたら、苦しくてそのまま前のめりになって、ベッドから転落してしまったかもしれないとも思いました。

デ　それは、大変なことになるところでした。小林さん、患者さんの危機を救いましたね。

学　はい（照れる）。

問いを投げかけるスキル **Skill ⓯**

デ 「緊急、急変時にはベッドサイドを離れない」ということは、以前にも学びましたが、今回はそういう場面で看護師がベッドサイドを離れずに患者のそばにいることの意味や意義が、もう一つ見えましたね。言葉にして、言えそうですか。**(抽象化)**

学 「患者さんの安全・安楽」です。

デ そうです、安全・安楽。もし自分が苦しくて不安なときに、「あっ看護師さん来てくれた」ってホッとしたのもつかの間、すぐにどこかへ行ってしまったら、皆さんはどんな気持ちになるでしょうか。**(オープンクエスチョン)**

学 さらに不安になります。

デ そうですね。不安なときは、息は遅くなるでしょうか。速くなるでしょうか。**(クローズドクエスチョン)**

学 速くなります。

デ ということは、このあと放置されて不安になった患者さんの呼吸状態は、どんな感じになるでしょうか。

学 速くなり、もっと息苦しくなります。

デ そうですね。ストレスを受けると、脳はノルアドレナリンの分泌を増やし、ストレスに対応できるよう態勢を整えようとします。ノルアドレナリンの作用は、覚えていますか。**(具体化)**

学 心拍数と血圧の上昇、あとは……。

デ 神経を鎮静させますか、興奮させますか。どちらでしょうか。

| Chapter4 | デブリーフィング

学　興奮させます。

デ　ということは、呼吸は遅くなる？　速くなる？

学　速くなります……あっ！

デ　何か気づきましたか。

学　不安になるとノルアドレナリンがどんどん出るので、呼吸が速くなり、もっと息苦しくなります。

デ　そうですね、その通りです。緊急時・急変時の対応として、今の皆さんにできることは、緊急コールを押すほかに、どのようなことでしょうか。**(行為・行動の確認)**

学　患者のそばを離れず、患者さんの安全安楽を守ることです。**(本質的な気づき)**

デ　そうですね。さあ、今日の目標をもう一度、見てみましょう。何と書いてあるでしょうか。

学　「入職1か月目の新人看護師としてできる急変時の対応を実践する」です。あ、なるほど……!!

デ　何かに気づきましたか？

学　「急変時の対応」って書いてあったので、教科書で習ったように「胸骨圧迫をする」とか、的確に判断して「緊急コールを押す」とか、そういうことなのだと思っていました。だけど、患者さんは心停止していないし、どうしよう、私に何ができるかなと、悩んでいました。

他の学習者たち うんうん（うなずいて聞いている）。

学 でも、気づいたら自分は背中に手を当てていて、これも立派な看護なのですね。実は、病棟で前もこういうことがあったのですが、「自分は何にもできなかった」と思っていました。でも今日、ちょっと自信がもてました。

デ 看護の「看」は手と目で看るでしょ。「手当て」という言葉があるように、手を患者さんに当てた瞬間から看護は始まっていて、一つひとつに意味があるのです。入職間もなくて、できることは少ないですが、「新人だからこそできること」があります。そういうことをぜひ大事にしてほしいのです。"要領よくできるようになる"のは後回しでいい。今は、一つひとつを丁寧に実践していってくださいね。**(俯瞰)**

全員 はい！

ハプニングを活用して問いを続ける　TIPS

　「ファシリテーターの考える枠内でのデブリーフィングしかできない」という悩みを数多く耳にします。想定していた流れから外れていくことへの恐怖は確かにあるかもしれませんが、「期待する答え」にばかり誘導してしまっては、もったいないですよね。
　SBARによる報告のトレーニング中、学習者から「『無理っぽいんで、先輩〜やってくださ〜い』って言います」という答えが返ってきたとしましょう。余裕をもっていれば「おっと。それで自分が先輩だったら、手助けする？」というように、報告を受ける相手の視点に立った問いを展開し、マナーについても気づかせることができます。一見とんちんかんに見えるハプニング発言に対しても、「それもOK」「むしろ学びを広げてくれた」という心づもりでいることが大事です。ときに"前向きな脱線"もしつつ、遊び心と余裕をもって発問を展開していきましょう（ハプニング発言をしがちな学習者への対応のコツはP222）。

Chapter4　デブリーフィング

Skill⑮-5　気づきを引き出すために　生活体験を土台に問いかける

　看護実践の経験が少ない新人看護職の気づきを引き出すコツとしては、生活体験を土台に話を進め、自分に引き付けて考えられるような問いかけをすることです。

　例として、呼吸のしやすさと臓器の関係についてのやりとりを示しましょう。

生活体験を土台に　問いかける例

指導者	お腹がいっぱいになって寝転ぶとき、皆さんはどうやって寝転びますか。
学習者1	私は……横かな。
学習者2	僕は、横になるのも無理です。ソファーに浅く座って、でーんとそっくり返ります。
指導者	なんで、その格好になりたいのでしょうか。
学習者2	楽だからですかね。
指導者	なんで、その格好だと楽なのでしょう。仰臥位のほうが、思いきりでーんとできそうですが……。
学習者2	ええだって、仰向けになると苦しいですよ。食べた物も、オエェ〜って出てきそうだし。

指導者	そうだよね。仰向けって、苦しいですよね。食べた物も、出てきそうになる。お腹の中、どんなことになっているのでしょうか。
学習者1	胃袋がパンパンの状態で仰向けになると、横隔膜も押し上げられて、他の臓器もギューってなりますよね。
指導者	そうですね、横隔膜がポイントですね。横隔膜の動きが制限されると、呼吸はどうなりますか。
学習者2	しづらくなる！
指導者	そう、その通り。仰臥位と座位では、臓器の位置はどう違うでしょうか。
学習者1	座位のほうが、下のほうに臓器があると思います。
指導者	ということは、横隔膜は動きやす……？
学習者1・2	い！
指導者	では、「息が苦しいです」と言われたときには、患者さんの体位をどうすればいいのでしょうか。
学習者1・2	起こします。
指導者	その通り。患者さんにとって、一番楽な位置はどのあたりかを確認しながら、徐々に起こして保てるとよいですね。

　日常生活の場面に置き換えながら問いを発し、ケアに結びつける思考を投げかけることで、知識と実践がつながり、学習効果は格段に高まります。

Skill 16 「場の力」を利用するスキル

◎グループの力を借りる

リフレクションや単なる振り返りと、デブリーフィングの根本的な違いは、以下の2つです。

1 その場のアクションについて振り返るというライブ性
2 個人ではなくチーム（グループ）でその振り返りの軌跡を追うこと

その場のグループの力を、グループ全員の学びのために借りること、つまり「場の力」を利用するのです。

デブリファーには、対話を促し、その場ならではの学びを引き出していくスキルが求められます。具体的には、グループ・ダイナミックス（P66）の応用や協同学習の技法が活用できます。

また、全員が対話をする中で学び合う姿勢は、シミュレーションの場だけでなく、臨床の看護現場でも必要なことです。指導者としても学習者としても、必要なスキルや感覚だといえるでしょう。

◎場を信じる

ここで、Prologue の「ファシリテーターマインド」をもう一度思い出してほしいと思います。学習者を信じ、「場を信じる」ことが、ファシリテーター、デブリファーには求められます。「学習者の中に答えはある」のです。それらを引き出し、行動レベルで確認していくスキルさえあれば、極論ですが、自分に知識のないテーマのシミュレーションのファシリテーターを担うことも可能です。

Skill ⑯-1 不消化感を残さないために
協同学習の技法で全員を巻き込む

　積極的、かつ明快な回答をくれる「できる」学習者がいると、デブリファーもつい頼ってしまい、質問もその人に集中しがちになります。そうなると誰かが置いてけぼりになってしまい、不消化なまま進んでしまう可能性もあります。

　問いかけや対話は1対1を続けず、常に学習者全員の顔を見て、全員を巻き込むように意識しましょう。1対1の状況が続いてしまいそうならば、一度全員で考えてもらう時間を設けることも手です。また、テンポを少し変え、クローズドクエスチョン（P200）で比較的答えやすい問いを投げかけ、回答をリストアップするように次々と指名すると、全員の発言を引き出していくことができます。

◉ "巻き込む"スキル

　学習者との一体感を出すためには、わかりきった答えを「せーの」でみんなに答えてもらう **イントラバーバル**（P216）という手法もあります。イントラバーバルの例としては、子どもと帰宅した後に「ケンちゃん、靴を脱いだら……？」「そろえる！」というやり取りや、看護場面であれば「感染管理のために医療者ができることは、一処置……？」「一手洗い」というものが挙げられます。

　また、**シンク・ペア・シェア**（P216）や **バズ・グループ**（P217）という協同学習の技法も、学習者の人数にかかわらず活用できます。思考過程を声に出すことで論理的破綻などに気づかせる **タップス**（P217）という方法も、デブリーフィングや振り返りで活用できそうなスキルです。

　いずれにしても、デブリファーが「誰にとっても発言のしやすい環境づくり」をすることです。その場に合った「全員を巻き込むスキル」を使ってみてください。

Chapter4 デブリーフィング

シンク・ペア・シェア の活用例

　下の写真は、外来看護師を対象とした急変対応のメンタルシミュレーションです。

　①まずは個人で、テーマについてどこで悩みを抱えているのか付箋に書き出してもらいました（シンク）。②そのあとペアをつくり、意見を共有しました（ペア）。③全体で付箋に書き出した意見を貼り出し、急変対応の中でも特に「役割分担」に困っていることを共有し（シェア）、具体的な役割分担について検討をしました。

①シンク：個人ワーク　②ペア：共有　③シェア：全体共有

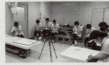
個々が抱える悩みを書き出す

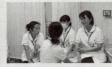
焦点を絞り、ペアになって検討する

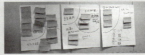
全体で共有し、検討する。写真ではアフィニティ・グルーピング（P193）を活用し、わかりやすくまとめている

Ito teacher's Lecture

イントラバーバル（Intraverbal）

　心理学者スキナー（Skinner BF）が『言語行動』（Verbal Behavior, 1957）で提唱した用語で、「音声や文字といった、言語刺激に導かれて生じる反応」のことです。例えば、「行ってきます」「行ってらっしゃい」は、反射的に想起される言語の応答ですね。"連想される応答"と考えてもいいでしょう。ここでは、一定の条件になる言語を投げかけることで、反射的に応答を導く手法として紹介しています。

シンク・ペア・シェア（Think Pair Share）

　最初に一人で考えてみる→次にペアで意見交換する→グループ全体で話し合うという順序で意見交換する方法です。一人（個人）、ペア、そして全体と、段階的に場が広がっていくので参加しやすく、意見を述べやすい形態といえます。グループ学習、協同学習の中の一つの工夫です。

Ito teacher's Lecture

バズ・グループ（Buzz Group）

バズとは、ハチがブンブン飛ぶ様子を表しています。いくつかの小グループに分かれて（席の配置例はP67）、与えられたテーマで意見交換します。発言の順番などの限定はなく、自由に意見交換をします。グループによって盛り上がるところや、話題が途中からそれてしまう場合もあるので、それとなくファシリテーターが議論の進捗や様子、参加者の表情などを見て回るといいでしょう。厳密に決まったグループでなくても、その場にいる近い人たちと5〜6名で、「バズでやってみましょう」という具合にどこでも開始できます。シミュレーションだけでなく、大人数の講義などでも応用が可能です。

タップス（TAPPS）

「Think Aloud Pair Problem Solving」の略で、think aloud=声を出して考える、pair=ペアで、problem solving=問題解決　という意味です。つまり、相手に対して、自分の思考過程をあえて声に出して問題を解決していこうとする方法です。例えば、問題を声に出して読み解決策を言う「解決者役」と、それを聞いて時に質問や示唆を与える「聞き役」のペアになって進めます。シミュレーションの場合、セッション中に考えたことを声に出しながら行うようにする場合があります。それを含めてデブリーフィングすることで、自然とタップスを実践しているといえるかもしれません。

TIPS

行き詰まったら グループディスカッションの時間をとる

問いかけへの発言が行き詰まってきたら、一人ひとりで考えさせず、グループディスカッションの時間をとります。三人寄れば文殊の知恵です。
もう一度セッションの現場（患者さんのベッドサイド）に全員で戻り、「こうして改めて見ると、気づくことはありませんか」と促すのもよいでしょう。頭で考えているだけでは進まない場合、全員で席を立つことも有効です。

Skill⓰-2 着実な学習につなげるために
承認欲求を満たす声掛けをする

○ 「OK、そうだね!」が言えるかどうか

「褒められて育った」経験をもたない人が、「褒めて育てろ」と言われても、一体どうしたらいいのか戸惑いますよね。私自身、無理して褒めようとすることに違和感をもっています。そんな人はまず、相手を認めるつもりで、「OK」「そうだね」の一言が言えるようになりましょう。少し楽になります。

また、明日からでもできる相手への承認は「山田さん、気づいてくれてありがとう」というように名前で呼ぶこと、そして感謝を言葉にして伝えることです。

○ グループの力を利用して承認する

ただし、褒めたり認めたりしただけでは学びにつながりません。
1.「なぜよかったのか」を具体的にフィードバックすること
2.「できたこと」を、その場で、行動レベルで振り返っていくこと
3. その行為を行った一人を褒めて終えるのではなく、その行為を導いた思考を「全員で共有すること」

上記のポイントが大切です。そうすることで、**承認**(P219) がその人の学習になるだけでなく、周囲のメンバー全員のものにつながります。

褒めるのが苦手な人は、「集団で承認しあう環境をつくる」というのもコツでしょう。その人に適した役割を与えたり、得意なこと

を発揮してもらう場を作り、そこにいるメンバー全員が互いに認め合う機会をつくり出しましょう。ファシリテーターが上から目線で褒めるよりも、だんぜん効果的です。

Ito teacher's Lecture

マズローの承認欲求

米国の心理学者マズロー（Maslow AH）は、「人間は、自己実現に向かって絶えず成長する生きものである」と述べました。人間の欲求は5段階の層からなるピラミッドのように構成されていて、低い層の基本的な欲求が満たされると、より高い段階の欲求を求めるようになるというものです。

第4階層である「尊重欲求（承認）」は、他者から認められたい、尊敬されたいという欲求です。思考や行動が承認を得られるということは、内的な満足を得ることにおいて重要な意味があるといえます。これが満たされない場合には、時にやる気が失せ、無力感につながります。

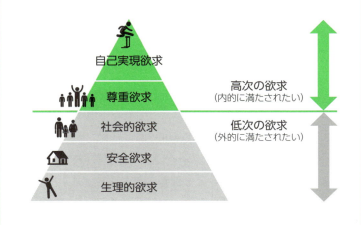

Chapter4　デブリーフィング

Skill⑯-3　場の力をよりよく利用するために
発言する学習者の様子を見極める

「場の力を利用する」というのは、グループのパワーを活用することですが、そのためには学習者の個々への目配りが必須です。ブリーフィングやセッションのChapterでも学習者個々への関わりについて述べましたが（P109、162、165）、デブリーフィングの段階においても、ケース別の対応法がありますので紹介しましょう。

◎ 一人だけが積極的

一人だけ積極的な場合、デブリファーとその人が話すのではなく、その人を司会者に指名して話を進めてもらうのもよいでしょう。

また、一人だけ積極的ということは、他の人が発言しにくい状況なのかもしれません。その場合はグループサイズを変更し、シンク・ペア・シェア（P216）などを取り入れて、発言しやすい場を提供するとよいでしょう。

◎ 一人だけ消極的

「消極的」であることの意味を見極めることが必要です。椅子の背もたれにべったり背中をつけ全く参加している様子がないのか、それとも、発言は少ないけれども他者の発言に対しノンバーバルコミュニケーションでうなずきがあったり、アイコンタクトがとれていたりするのか、両者には大きな違いがあります。

もし前者だとしたら、まずは体調を気遣いましょう。そして次に、置かれている背景（所属やニーズ）を考慮しましょう。中央研修においてよく聞かれるのは、「手術部やNICUのメンバーのやる気が見られない」という声です。確かに、本人たちが自部署で役に立たない内容だと感じていれば、やる気が起こらないのも当然です。

「社会的手抜き（P66）」という心理学用語を知っていますか。ある一定数を超えると、自分はやらなくても他者がやってくれると思い、自然と手抜きをしてしまうというものです。

やる気が出ないのは、本人のせいではないとも考えられます。グループサイズは適切でしょうか。もう一度、参加しやすい環境になっているのか、点検をしましょう。きっとここでもシンク・ペア・シェアが活用できます。

メモはしてあるのに発言しない

人前で発言をするのは、なかなか勇気がいることです。メモがあるのに発言しない場合は、自信がないことが考えられます。シンク・ペア・シェアで、隣の人と意見を交わすことで自信をもたせるのもよいでしょう。あるいはさりげなくそのメモを指して「ここに書いてあること、すごくいいですよ。とても大事なことです。あとでぜひ、みんなに伝えてあげて」とそっと伝えて、承認するのも一つの手です。

この一言で自信がもてたならば、全体への問いかけの時点においても目が合います。目が合ったら、指名してぜひ回答してもらいましょう。

声が小さい

声が小さい人には、2タイプあります。

もともと身体も小さく、大きな声量が出ないタイプ。もう一つは、自信がないタイプです。

前者については、おそらく小さい頃から、「声を大きく」と言われ続けている人です。ですから、それとは別の方向からアプローチします。デブリファーも声のトーンを落とし、聴くことに集中するよう全体の雰囲気を調整していきます。発言があったら、デブリファーが他のメンバーにも聞こえるようオウム返しで言葉を繰り返しつつ、うなずきなどのノンバーバルコミュニケーションで本人に

承認を示すと、声の大きさはそれほど変わらなくても、ゆっくりわかりやすく発言してくれるようになり、次第と聞きやすくなっていきます。

後者についても、実は対応は同じです。後者は、自信がもてると、次第に笑顔も多くなり、声も大きくなっていきます。

◯ 言い切りや思い込みが強い発言者

声が大きなメンバーはグループの中心的存在になりやすく、盛り上げてくれることもありますが、ときに脱線させたり、「こういうときってさー、だいたい◯◯だよね」などと、答えを決めつけるような発言によって雰囲気を悪くしてしまうこともあります。

ここで大事なことは、そのメンバーを孤立させないことです。「直感的で面白い！」と表現し、まずは発言を承認します。次に「ではその直感をみんなでひもときましょうか」と、その決めつけ思考を揺さぶるような発問をグループ全体へ投げ掛けていきましょう。これぞ"前向きな脱線"（P211）です。

直感によるその回答が正解でも不正解でも、多角的に物事をとらえたうえでその回答になったのと、最初からその回答ありきで他を考えていなかったのでは、回答の価値が変わります。思い込み回答をもう一段階ひもとくことで「決めつけないことの面白さ」「思い込みを解く面白さ」を、感覚的に養う機会にしましょう。少しテーマから脱線しても、シングル・ループ思考を、ダブル・ループ（P75）に変える絶好のチャンスととらえます。

過去に指導者が経験した思い込みによる失敗談が添えられると、学習者の心が揺さぶられ、さらに効果的です。

看護実践に
つなぐスキル

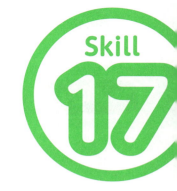

◎組織全体が「経験」から学ぶ

　ここまでは主に「効果的に学習につなげるスキル」を解説してきました。最後に紹介したいのは「学習を看護実践につなぐスキル」です。

　看護教育の命題は、「どうしたら学習内容が実践に生きるのか」ということです。シミュレーション教育の目的も、臨床現場に活きてこそ果たされます。また、教育は研修を終えたら終わりではありません。学習し続ける姿勢そのものを学んでもらうことも重要です。

　あらゆる角度から、その日のシミュレーション研修におけるトレーニング内容を「次につなげる」よう働きかけることがデブリファーの役割です。それは、学習者個人の行動変容だけでなく、組織全体が経験から学習すること、人材を育てることとして重要なことです。

Chapter4 デブリーフィング

Skill⑰-1 リフレクティブサイクルを意識して 行動レベルで確認する

●「どうしたらいいか」を学ぶ

　デブリーフィングでは、**リフレクティブサイクル**(P225)を意識することが大事です。「何が起こったのか」「何がよくて何が悪かったのか」という事実を確認していくのと同時に、「どのように感じたのか」「何を感じたのか」という学習者の感情の部分についても傾聴し、共感します。学習意欲をわき起こさせ、実を結ぶ学びにするためには、感情を揺さぶることが肝心であることは前述の通り（P207）です。

　ただし、それだけで終わってしまっては意味がありません。最も大切なことは、下図にもあるように「次にまたそれが起こったらどうしたらよいのか」を確認することです。つまり「行動レベル」での具体的な学びを得ることこそが重要なのです。

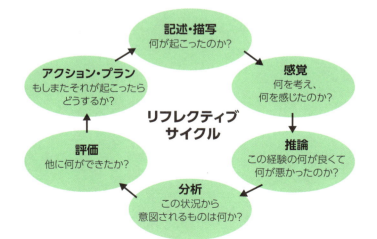

状況から意図されるものを抽出し、行動レベルで具体化する一連の流れが、**学習の転移**(P226)と応用する力につながるのです。

Ito teacher's Lecture

リフレクション／リフレクティブサイクル

リフレクションは、学習者が経験したことを、内的な吟味を通して深く理解し、次の経験に活かすための意義づけをする過程のことです。「省察」と訳されることもあります。

米国の哲学者であるドナルド・ショーン（Schön DA, 1930-1997）が、1983年の著作の中で"省察する実践家"という概念を提唱し、その後のリフレクション理論の展開のきっかけになりました。ギブス（Gibbs G）はこれに基づいて、リフレクティブサイクルを提唱し（1988）、学習者が自身の経験を少しでもスムーズに学習につなげていくためのプロセスの例を示しました。前出の図（P224）は、ギブスによるリフレクティブサイクルです。この手順通りにすると、リフレクションの経験が少ない人でもステップごとに考えることができ、アクション・プランにつなげやすくなります。

刻々と展開していく中で、置かれた状況をよく考えつつ「状況との対話（conversation with situation）」を通して、それに応じた行為を遂行しつつ、はたして次にどう行動すべきかを思考し判断を下すことを「行為の中でのリフレクション（reflection-in-action）」といいます。この「行為の中でのリフレクション」を繰り返し行うことによって、目の前の複雑な課題の解決にも取り組むことが、まさに省察する実践者の姿ともいえます。これは現場での実践経験を通してのみ達成していける能力であり、実践者にとってはそこでの気づきから、行動の変化を促す成長のプロセスとも考えられます。

もう一つのリフレクションのあり方は、「行為についてのリフレクション（reflection-on-action）」と呼ばれるものです。これは、実践現場から離れて、やや時間をおいて、自分がそのときにとらえた状況の理解の仕方やそのときの思考過程について、また実際に行った行動について振り返りをすることです。状況とそれに対する自分の行為はすでに終わっているので、その成し得た結果（できてもできなくても）や自分のパフォーマンスについて、新たな気づきや発見を得るための再分析と再理解の時間といえるでしょう。

Chapter4 デブリーフィング

Ito teacher's Lecture

学習の転移

　ある経験や学習が他の学習に対して促進的に作用すること、あるいは影響を及ぼすことです。例えば、ピアノを習っていた人は他の楽器でもすぐに習得できる、といったようなことです。逆に、ピアノをやっていたがためにうまく演奏できない楽器もありますが、そのような場合は「負の転移」といいます。

机上シミュレーションの落とし穴

　机上シミュレーションやメンタルシミュレーションは、その場での「行動」がないために、デブリーフィングでは「なぜ?」を掘り下げすぎて一問一答のようになってしまい、「根拠が点」になるという落とし穴があります。学習者は明確な答えを欲しがる傾向になるため、導かれる回答（行動）が固まりすぎてしまい、思考と行動が結び付かない学びにとどまるリスクがあるのです。それではペーパーテストはできたとしても、せっかく学んだことが実践に結び付きません。

　机上の場合は意識的に「いろいろ解決方法があるんだね」を結論として導き出しましょう。多様性が重要です。

　また机上シミュレーションのシナリオには、ベッドや模擬患者が再現されていない分、現場をイメージできるようなより細かい設定と情報が求められます。それがなければ学習者はストーリーに入り込めず、リアリティのないトレーニングに終わってしまいます。それこそ机上の空論ですね。

　このような落とし穴を知り、トレーニングの目的を明確にしたうえで取り組みましょう。たとえ机上でも、「もっと動ける」ようになるためのトレーニングにする工夫が必要です。

Skill⓱-2 学習者に不利益をもたらす「間違い」はもち帰らせない

　研修に参加して頑張ってもらったからには、学習者にはいろいろなものをもち帰ってもらいたいと願うのがファシリテーターの思いです。

　シミュレーション教育では、知識だけでなく、看護師ならではの大事な視点やプロフェッショナルとしての思考回路、他の人と意見を交流させて気づいた自分の考え方や傾向など、非常に豊かな学びをもち帰ってもらうことができます。ただし、もち帰らせてはいけないものがいくつかあります。

間違ったままの知識

　いくら主体的に学んでもらうことが大事なシミュレーション教育であっても、間違った知識を修正されないままもって帰ることは、職業上、患者さんの命に関わりますので、絶対にあってはならないことです。正しい知識をしっかり身につけ、もって帰ってもらいます。

保証のない独自のやり方

　シミュレーション教育のよいところは、いわゆる正しい手順だけでなく、熟練した看護の工夫や思考、理想的な動きを共有しながら学んでもらえる点であり、指導者も"自分ならではの工夫"を盛り込めるところに面白さがあります。しかし、間違いではないものの看護現場ではついやってしまういわゆる「独自のやり方」についても、つい教えていないでしょうか。例えば、公式マニュアルにはない"病棟ルール"や、"これまでもそうしてきたのだから、黙ってこうやっておけばいい"というような保証のない情報は、教育の場にはそぐいません。シミュレーション研修終了後の飲み会のような

場で個人的に伝えるのは構いませんが、研修の場では不適切です。

すぐに答えが出る質問への質問返し

調べればすぐにわかるようなことを学習者から質問され、少しイラッとして「自分で調べてきて」「自分で考えて」と学習者に投げ返すのは、ただのいじわるか、事前資料の準備不足です。すぐに答えが出るものは、その場で答えましょう。すぐに答えが出ない倫理的な視点や、じっくり考えたい課題こそ、宿題としてもち帰ってもらいましょう。

失敗体験だけ

シミュレーション中、もちろん失敗はたくさんしてもいいのですが、「失敗しただけ」で終えてしまうと、トレーニングそのものを失敗体験として記憶してしまう危険があります。「失敗からいいことを学んだね」という小さな成功でもいいので、ぜひ最後は成功体験をもち帰ってもらうようにしましょう。（詳細は後述、P231）。

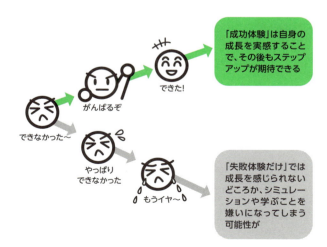

Skill⑰-3 前向きな脱線もOK
看護のプロは何をするのかを伝える

● ファシリテーターが意識する「看護のプロ」とは

　本書の執筆が始まる前、スタッフから「デブリーフィングをやっている間、内藤さんは脱線しながらもすごくうまく本線に戻っていますが、いったい頭の中にどんな前提を置いて問いや話の流れをつくっているんですか？」と聞かれたことがありました。実はそれまで、あまり意識せずに"臨機応変に"やっていたのです。そこで自身のファシリテーターとしてのリフレクションのためにも、無意識的な行動の水面下に隠れている思考や感情、ニーズを顕在化してみることにしました。

　すると私は、以下の点を自身に問いかけながら、デブリーフィングを"臨機応変に"進めていることがわかりました。

1　今話していることは、**目標に近づいているかどうか**（ガイドにある押さえるべきポイントは押さえられているか）

2　今話していることは、**安全・感染・倫理という視点から見て正しいか**（この３点について正しくないものは、現場では使えない）

3　今話していることは、**現場と乖離するものではないか**（目標とずれていても、現場で大事なことならば深める）

4　今話していることは、**看護師としてプロフェッショナルなことか**（目標とずれていても、現場での優先順位は低くても、チャンスがなければ学べない命に関わることについては深める）

5　今話していることに、**学習者のニーズはあるのか**（目標からずれていても、そこにニーズがあるなら積極的な脱線を行い、解決してから軌道修正する）

本線があるから脱線できる

　前向きな脱線が豊かな学びをつくるということを前述しましたが（P211）、勇気をもって脱線するには、戻れる本線がないことにはできません。脱線し、支線に入ってしまっても、本当に大事な本線につながっている話題だと確信がもてれば、自信をもって進むことができます。今扱っている話題が適切なのかどうか、俯瞰する視点をもちながら進めてみましょう。

　もちろん、その日のシミュレーション研修のシナリオと学習目標が本線になるのですが、どのようなトレーニングでも、看護における人材を育成するために大事なことは「看護のプロは何をするのか」を伝えることです。

　アクションの直後にしか"看護"は伝えられません。看護師の育成にOJTが有効なのは、その点にあります。シミュレーション教育ではアクションする機会があるのですから、ぜひデブリーフィングにおいても、「看護のプロフェッショナルを伝える場」にしましょう。

現場のスタッフに研修内容を引き継ぐ

　シミュレーション研修でせっかく有益な学びを得ても、研修の内容を現場のスタッフ（上司や先輩）が知らないと、臨床現場で活かすことができません。研修のための研修にしない、「知っている」を「できる」にする最後の仕上げは、現場での繰り返しの実践に他なりません。ぜひ現場スタッフに研修内容を引き継ぎ、学習の定着に一役買ってもらいましょう。

　具体的な方法の1つは、研修後に学習者に対して行うアンケートの結果を、現場のスタッフと共有することです。ポイントは、結果の前に「研修の概要」を載せ、「現場で取り組んでほしい課題」を明確に示すことです。「振り返り&繰り返し」の反復学習が人を育てます。やりっ放しの研修にならない工夫が大事です。

Skill 17-4 自己効力感を高めるために
成功体験として研修を締めくくる

●「できた！」「できそう！」が次につながる

　研修を成功体験で締めくくることは、自分はやればできそうだという「自己効力感」や、自分はその課題をこなせそうだという「有能感」の体感につながります。これらは、次の学習のモチベーションを引き出すためにも非常に重要です。例えば、4人の学習者がいた場合、最後にもう一度、最初の学習者に仕上げのシミュレーションを実践してもらいます。一番目にアクションをした人は、達成感がないままに終了となってしまうことが多いので、ここで達成感を味わってもらうのです。

　また、「もっとやり続けたい」というARCS-Vモデルの「意志（Volition）」（P129参照）をいかにしてくすぐるかは、次のトレーニングにつなげるための重要な鍵です。

● 成功体験を強化する

　「何ができればよいのか」、クリアすべき課題を明確にし、具体的に伝えておくことも成功体験を積むためには必要です。そうすることで、自分たちで到達度を判定することもできます。課題を伝えないままでは意味のある体験とならず、非効果的です。

　「できた！」と学習者たちが達成感を感じている状態で、さらに成功体験を強化することもします。本人たちが気づいていない成長の部分を、具体的に言葉で伝え承認すると、さらなるモチベーションアップにつながります。

　課題を簡単にクリアしてしまうグループに対しては、少しだけ難易度を上げて再トライさせると、クリアしたい気持ちが増し、成功を体感しやすくなります。発達の最近接領域（P232）に働きかけることが

ポイントです。簡単にクリアできてしまう課題のままでは、成功体験を得られません。対象に合わせ、その場で適宜難易度を調整することも、指導者の大事な役割です。

「一人ではできない」という成功体験

クリアできなかった課題があったとしても、「一人でできなかった」とするのではなく、「一人で頑張りすぎなかった」ということを、成功としてとらえてもらいましょう。

特に新人看護師のうちに、「一人で抱え込まない」「チームでクリアできればよい」という認識をもってもらうことは、医療安全の視点からとても大切なことだと感じています。「一人ではできない」という判断も、立派なプロフェッショナルの判断です。

Ito teacher's Lecture

発達の最近接領域

ロシアの心理学者レフ・ヴィゴツキー(Vygotsky LS)が提唱した概念で"最近接発達領域"ともいわれます。

学習や成長の課程では、仲間から教えられたり、ちょっとしたヒントをもらったり、模倣をしたりしながら、新しい問題に対処します。しかし、やがて他者の助けを必要とせず、自分だけでそれをやり遂げることができるようになっていくものです。

そこでヴィゴツキーは、「全く不可能な領域」と「独力で解決可能な領域」の間に、「何らかの支援があれば解決できるという領域」が必ずある、と考えました。これが"発達の最近接領域"と呼ばれるものです。

この"へだたり"の部分である「最近接領域」に働きかけ、新しい活動や発達を可能にして、成長を促すことが重要だといわれています。

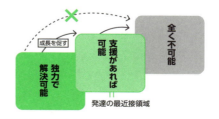

Skill⑰-5 動機を継続させるために 事後課題を投げかける

○ 学び続ける面白さを伝える

　シミュレーション研修でのトレーニングは腹八分目で終え、残りの2割を事後課題として学習者に投げかけます。「さらによくするにはどうしたらいいだろう」「次につながるには、何が必要か」ということを問うのです。あまりに難しい課題ではなく、実現性のある内容のものが望ましいでしょう。

　その場で完結させず、学び続ける面白さを伝えたほうが、学習の定着率は上がります。また、学習者の意欲や動機を持続させ、自らさらなるパフォーマンス向上ができるよう働きかけることが大事です。

○ ステップアップこそおもしろい

　また、ファシリテーターからの締めくくりの言葉の中には、「今日の学びは、現場で活かしてこそ意義あるものになる」と伝える一言があるとよいでしょう。

　研修の際には、必ず前回の内容を振り返ることも効果的です。そのためには研修終了後に、前振りとして「次の研修のときには、今日得た学びを、どんなふうに活用できたか聞きますので、心づもりをしておいてくださいね」という一言を（あくまで明るい雰囲気と口調で）添えられるとよいでしょう。

　手ごたえのあったシミュレーション研修の最後には、学習者は必ず「一つひとつがつながって面白い」「ステップアップこそがおもしろいんですね。もち帰って、また課題に取り組んでみます」と言ってくれます。

　「自ら学ぶ人を育てること」が、シミュレーション教育の本当の成功です。

引用・参考文献（Chapter 4）

- ドナルド．A．ショーン著, 柳沢昌一他訳：省察的実践とは何か——プロフェッショナルの行為と思考, 鳳書房, 2007
- Schön DA: The Reflective Practitioner, How Professionals Think In Action, Basic Books, 1984
- Gibbs G: Learning by Doing, A Guide to Teaching and Learning Methods, Further Education Unit, Oxford Polytechnic, Oxford, 1988
- Barkley EF, et al: Collaborative Learning Techniques, A Handbook for College Faculty 2nd, Jossey-Bass, 2014
- 上條晴夫：コルトハーヘン教授の教師教育学——教師の学びが変わる, さくら社, 2015
- コルトハーヘン著, 武田信子他訳：教師教育学——理論と実践をつなぐリアリスティック・アプローチ, 学文社, 2010
- Janice CP, et al (eds): Defining Excellence in Simulation Programs, LWW, 2014
- 西田朋子：新人看護師の成長を支援する OJT, 医学書院, 2016
- 田村由美, 池西悦子：看護の教育・実践にいかすリフレクション——豊かな看護を拓く鍵, 南江堂, 2015

Epilogue
ファシリテーターの質向上のために

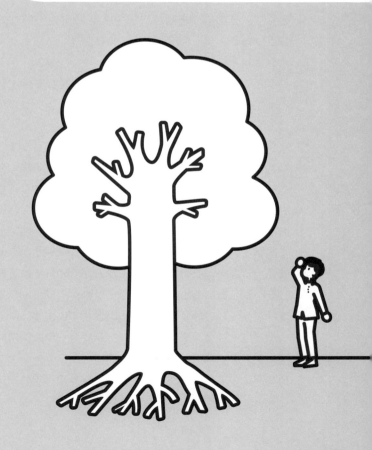

1. ファシリテーターのガイドラインと評価ツールの紹介（伊藤和史）

ファシリテーションの質の維持

　シミュレーション教育は、単なる知識や技能の伝達ではなく、判断力や実践力を養うための学習機会です。常に学習者を主体として、その気づきやパフォーマンスの向上を支援するのが、ファシリテーターの役割といえます。

　シナリオ作成、ブリーフィング、セッション、デブリーフィングと、各場面でのスキルや TIPS を解説してきました。では、いったいどの程度の知識や技能があれば、ファシリテーターとして認められるのでしょうか。

　シミュレーション教育を一定の水準で実施し、また改善していくためには、シミュレーション教育に関する講習会やコースなどを受講するなどして、セッションの標準的な枠組みや組み立てを理解するとともに、必要な場合は、エキスパートの助言を受けるなどしてトレーニングを積むことも必要でしょう。

　医学・看護教育の領域でファシリテーターという資格を認証するような一定の規準はありませんが、海外では近年、ファシリテーションのためのガイドラインや、デブリーフィング（デブリファー）の評価ツールも提唱されています。

　デブリーフィングを含めたファシリテーション技能の習得や、ファシリテーターとして提供するファシリテーションの質の維持や向上のために、今後、議論が進むものと思われます。

ファシリテーターの質向上のために **Epilogue**

INACLのガイドライン

看護領域では、INACL（International Nursing Association of Clinical Simulation and Learning）から、2013年と2015年にファシリテーションの手法、ファシリテーターとしての技能、デブリーフィングのポイントなどを含めたシミュレーション教育に関する簡潔なガイドラインが提唱されています（まだ邦訳はありません）。[1-3]

INACLのファシリテーターに関する章[4]では、ファシリテーターに期待されるプロとしての指針として、
▷柔軟かつ機知に富んでいること
▷積極的、意欲的かつ熱心であること
▷穏やかであり、信頼感を感じられること
▷十分に準備されており、シミュレーションを責任もって管理していること
▷臨床的にも有能であること
▷適切な判断をもって、専門的なノウハウを共有できること
▷学習者の多様性にも目を配り配慮できること
▷シミュレーション学習や体験に関連する倫理的な課題にも注意をはらうこと、また倫理的な課題に敏感であること
などが列挙されています。

デブリーフィングの評価ツール ——DASH©とOSAD

デブリーフィングに関しては、米国で開発されたDASH（Debriefing Assessment for Simulation in Healthcare© 2010〜）[5]や英国のOSAD（Objective Structured Assessment of Debriefing 2012）[6]などがあります。

○ DASH

　DASHは参加者が、デブリーフィングを行ったファシリテーターを評価する表と、ファシリテーター自身が自分のデブリーフィングを振り返って評価する表などがあり、デブリーフィングで重視されるべきポイントが具体的かつ簡潔に記載されています。

　主な要旨を以下にまとめました。

　▷学習者が積極的に参加しやすい安全な環境を作り、学習者の活発な発言を促したか。
　▷計画的に組み立て、デブリーフィングの目的を明確にするとともに、参加者を尊重する姿勢で支援したか。
　▷学習者が自らの体験を振り返り、より深い学びになるようなディスカッションを促進できたか。
　▷学習者のできた部分とできていない部分を正確に認識し、その原因を探るとともに、学習者が改善策を見つけ、将来へのさらなる向上を目指していくことを助けたか。

　いずれも常に学習者が主体であり、学習者を尊重し、彼らのパフォーマンスの向上を意図していることに注目してください。

　DASHは日本語版が出ていますのでぜひ参考にしてください。(https://harvardmedsim.org/dash-jp.php)

○ OSAD

　OSADは、英国の外科領域で発表されたものですが、デブリーフィングを8領域に分けて、ファシリテーターのデブリーフィング内容を評価するもの[6]です。

　OSADには、8つの領域に関して評価の際の参考となるように、好ましい例とそうでない例が記載されているので、参考までに一部紹介します。

ファシリテーターの質向上のために **Epilogue**

OSADのデブリーフィング内容

領域	定義や意味	好ましくない例	好ましい例
1. アプローチのしかたは適切だったか（学習者への接し方）	デブリーフィングをどのように導くか。熱心さや積極性など。学習者の様子に関心を払い、全体に良いコミュニケーションを維持し、デブリーフィングの時間を前向きに（明るく）まとめる。	面と向かって対立するような投げ掛けや、判定を下すような表現をしている。例）「だいぶミスがありましたね。残念です。すでに前にもこのシナリオをよく見ていたはずですけれど」	全体を通して対話を尊重している。威圧的にならず、学習者が不安や恐れを抱くことがないように安心できる環境に配慮している。例）「では、最初に互いの自己紹介から始めましょうか。メンバーの背景や、今までの経験の有無もお互いにわかるでしょうから」
2. 学習環境を整えたか（デブリーフィングの開始の場面で）	デブリーフィングを通して学習者に期待されるものを明確にする。守秘が保障されており、参加者が互いを尊重するというグランドルールを明示すること。参加者が自らの目標を認識できるように支援する。	学習者の期待がどこにあるか不明確で、尊重されていない。セッションのグランドルールを提示していない。例）「それは、ここではあまり重要だと思いませんね。それより、私が皆さんにここで教えたいとても大切なことがあります」	デブリーフィングの目的を説明し、参加者自身の目標を明確にしている。例）「今からのデブリーフィングの時間で、ぜひ自分が持ち帰りたいと思う課題は何でしょうか。ここで話す内容は、他には漏れませんから安心してください」
3. 学習者の積極的な参加を促したか	デブリーフィングのディスカッションに全員が参加できるように配慮する。オープンクエスチョンで彼らの考えを明らかにし、また必要に応じて理解と整理を促すための時間ももつ。学習者が深い学びができるように、ファシリテーターはしゃべりすぎないこと。	ファシリテーターがほとんど話し続けて仕切ってしまい、ひたすら教える。受身的な学習者をディスカッションに加えようとしない。例）「それでは、私が今から正しい対処法について皆さんに教えますから、静かによく聞いておいてくださいね」	オープンクエスチョンで、学習者が積極的にディスカッションに加わることを支援する。例）「シナリオのあの場面では一体、何が起こったか、リーダーとしてみんなに説明してくれますか。皆さんは、あのときどうしてそうなったと思いますか？」

239

領域	定義や意味	好ましくない例	好ましい例
4. 学習者の反応を理解したか	そのセッションで学習者が何を感じ、どういう気持ちになったかを十分に理解する。	学習者がセッションの中で感じたことやどのように反応したかについて、ファシリテーターが関心を示さない。例）「なぜあの場面でそんなに困惑するのか、私にはわかりませんね。他の参加者はそのような印象をもっていませんよ」	起こったこと、学習者の反応について、十分に振り返る。また必ずしもよい感情を持てなかった学習者への配慮もする。例）「確かにあの場面は、ストレスが多かったように見えましたが、そのときどういう気持ちでしたか？そのことで、そのあとの行動にどのような影響が出ましたか？」
5. 説明的な振り返りを支援したか	技能面も含めて、セッションの中で起こったことを学習者自身が、順序立てて振り返れるようにする。そうすることで、これまでの経験とも関連させながら、学習者全員が、このあとに続く分析や適用の部分にも振り返りがつながるようにする。	ファシリテーター自身がセッションを振り返って説明するが、学習者が自ら振り返る場面が少ない、あるいは、自己の振り返りの時間が全くない。例）「では、あの場面であなたがしたこと、またなぜそうしたかを私が正確に説明してあげましょう」	起こったことを段階を追って、学習者が振り返れるようにファシリテーターが支援する。例）「開始してから起こったことを、順番に少しずつ話してくれますか？そうすれば私たちにも起こったことが明確にわかりますね」
6. 分析ができたか	観察した行動を例にとって、学習者の行動のもとになる思考過程を引き出すこと。そのことを通してシミュレーションのセッションで起こったことの意味を理解できるようになること。	行動やその理由について学習者らによって明らかにされないままで、ファシリテーターが説明してしまうような進め方をする。例）「あそこでなぜそうしたのか、いまさら聞いてもしかたないので、次回は違うやり方で対応すべきであることをよく覚えておいてくださいね」	なぜそうしたか、その理由や結果について、特定の例をあげ、また過去の経験とも関連づけて、学習者自らが明らかにできるように支援する。例）「あのときになぜあのようなことが起こったと思いますか？どういうことで混乱してしまったと思いますか？」

領域	定義や意味	好ましくない例	好ましい例
7. 診断ができたか	学習者が到達すべき目標と、実際の行動とのギャップに気づき、また改善のための方略を認識できるように助ける。改善することができる行動に焦点をあて、セッションで観察したことに基づいて具体的なフィードバックを行う。	臨床技能あるいはチームワークに関して、何らフィードバックがない。到達すべきこととの間にあるギャップが明らかにされず、また改善に向けての前向きな示唆も示されない。例）「格段に何か優れているというわけではないですが、全体的にはよくできていましたね」	技能あるいはチームワークに関して、具体的なフィードバックを行う。到達すべきこととの間にあるギャップと共に、できている行動に関しても言及がある。特に今後、改善できる行動に関して焦点をあてる。例）「あなたのチームは、あなたがどこに関心を払ったかを認識できていなかったことがわかりましたね。次回は、どうやればより明確にチームに伝えることができるか、何かよい考えはありますか？」
8. 診療現場への適用について共に考えたか	デブリーフィングを通して学習者が気づいた学習のポイントや、今後に向けての改善策についてまとめる。また、これからの臨床現場でどのように適用できるかについてもまとめてみる。	学習のポイントや、将来に向けての改善策について、学習者が認識できる機会がない。例）「シナリオの中で、どこがうまくいかなかったかよくわかったと思います。次からは、よりうまくできますよね。ではこれで終わりましょう」	学習者によってこのセッションでの学習のポイントが認識され、改善策が実際の臨床現場でどう適用されるかが重視される。例）「では、このセッションから学んだことをまとめてくれますか。実際の診療現場で同様の場面に遭遇したときには、どこをどのように変えて対処していけばいいと思いますか？」

文献6）より著者訳、改変。例）は原文に準じるが、あくまでも評価の参考として記載されているものである。

　DASHにしてもOSADにしても、"評価のツール"ではありますが、それ以上に、デブリーフィングに共通する重要な概念や、それに基づいたデブリーフィングの組み立て方について有益な情報を提示しています。よって経験の浅いデブリファー

にとっては指標やガイドラインとして参考にできますし、またデブリーフィングの進め方についてスタッフ間で共有したり、自らのデブリーフィングのスタイルを振り返る場合の指標としても参考になります。[7)]

接し方、態度が学習効果に影響する

　DASH、OSAD 両者に共通するのは、シミュレーションのシナリオだけではなくデブリーフィングにおいても枠組みをもった計画が必要であり、効果的な構成にすることが、学習者の思考を深め、パフォーマンスを向上させるには重要だということです。

　シミュレーションが、能動的な学習の場となるためには、学習者のリフレクションを支援し、かつ安全な学びの環境を常に心がける必要があり、ファシリテーターの接し方や態度によって、学習効果に大きな影響が出るというのが共通した認識といえます。

引用・参考文献（Epilogue）

1) International Nursing Association of Clinical Simulation and Learning (IN-ACL).: Standards of best practice: Simulation, Clinical Simulation in Nursing 9(6S), S1-S32, 2013
2) Decker SI, et al.: Standards of Best Practice: Simulation Standard Ⅷ: Simulation-Enhanced Interprofessional Education (Sim-IPE), Clinical Simulation In Nursing 11(6), pp293-297, 2015
3) Lioce L, et al.: Standards of Best Practice: Simulation Standard Ⅸ: Simulation Design, Clinical Simulation In Nursing 11.: pp309-315, 2015
4) Boese T, et al.: Standards of Best Practice: Simulation Standard V: Facilitator, Clinical Simulation In Nursing 9,: S22-S25, 2013
5) https://harvardmedsim.org/debriefing-assesment-simulation-healthcare.php
6) Arora S, et al.: Objective Structured Assessment of Debriefing (OSAD): Bringing Science to the Art of Debriefing in Surgery, Ann Surg 256(6), pp982-8, 2012
7) http://www.imperial.ac.uk/media/imperial-college/medicine/surgery-cancer/pstrc/lw2222ic_debrief_book_a5.pdf

2. ファシリテーター自身の振り返りで大事にしたいこと （内藤知佐子）

◎ 必ず「振り返り」の場をもつ

　皆さんは、シミュレーション研修の終了後、ファシリテーター同士で振り返りを行っていますか。

　私は、必ずファシリテーターや企画者とともに振り返りをしています。また一日研修のときには昼休みに集合し、簡単な情報共有を行ってから午後のトレーニングに備えるようにしています。本文でも紹介してきたように、振り返りが人を育てます。シミュレーション教育をさらによいものにするためにも、ファシリテーター自身のスキルアップのためにも、振り返りは欠かせません。

　研修の終了直後は感性もぐっと高まり、いろいろな学びを得ているときでもあります。一人ひとりのファシリテーターが感じている"学び"を共有することができれば、チーム全体で成長することができるのです。

　有意義で学び多き振り返りにするためには、何でも言い合えるチームであることが肝心ですね。つまり、ここにも「安心・安全な場」が必要なのです。ちょっと恥ずかしいなと思うことや少し言いにくいなと感じることも、互いの研鑽のためには立場や年齢、経歴を超えて話し合える、そんな文化・風土が欠かせません。ファシリテーター同士の振り返りを促進する立場である私は、この場面でもシンク・ペア・シェア（P216）を活用したり、お茶とお菓子を準備しリラックスできるような演出をしたりしています。

振り返りの要点は、テストランの際にチェックが必要な内容（P91）とほぼ同じです。それに加えて、実際に行ってみて感じたこと、次回に向けての改善点、気になる学習者の様子などを共有します。

　ここで、不思議なことに気づきます。事前に「部署で伸び悩んでいる」と名前が挙がっていた学習者ほど、「シミュレーションでは、伸び伸びとしている」ということがよくあるのです。学習環境を整えることが、どれほど個々がもつ能力を引き出すのか、その効果をファシリテーターたちが実感する瞬間です。

　先に挙げたもの以外にも、他のファシリテーターのよかった関わりを、全員で共有するように心掛けます。また、悩んだり困った点については、「皆さんなら、こういう時にどうしますか？」と問いかけ、様々な意見をもらいながら一緒に考えるようにします。「いいのか悪いのか」「どうすべきだったか」、正答を求めるような質問形式ではファシリテーターが育ちません。つまり、この時間も"学びの場"にするのです。

　この振り返りでは私も学ばせてもらうことが多く、"臨床の知"を共有できる大切な時間です。

越境学習・サードプレイスの機会をもつ

　皆さんは「越境学習」という言葉を聞いたことがあるでしょうか。これは、職場以外の人たちと交流をしながら学ぶというものです。「井の中の蛙、大海を知らず」ということわざにもあるように、身の回りのみで得られる経験には限りがあるのです。機会があれば、ぜひ部署外や院外へファシリテーターとして飛び出し、家でも職場でもない第三の居場所、「サードプレイス」で新たな学びを得てほしいと考えています。

　私自身、院外に出るようになり、院内では遭遇できないようなケースを経験することで刺激を受けました。その一つひとつ

ファシリテーターの質向上のために **Epilogue**

が糧となり、ファシリテーターとしての引き出しが増えてきたことを実感しています。また、異なる組織のファシリテーターからアドバイスをもらうことで、考え方や視野も広がり、より多角的な視点で物事をとらえることができるようになりました。

初対面の人と限られた時間の中でどのように関係性を築くのか、目標達成に向けてどのようにファシリテーションを行うのか、研修が終わってしまえば再会できない人々が相手となるため、一回一回が真剣勝負です。知り合いでないとなれば時に遠慮がないため、相手の反応に心が折れそうになるときもあります。しかし、それも含めてファシリテーターとしての他者評価であると受け止めます。

私が運営するファシリテーター養成コースでは「学びの循環」をテーマにしており、修了生の中から希望があれば、次のコースのファシリテーターとして参加することができます。学習のピラミッドや「教えることは二度学ぶこと」というフランスのことわざにもあるように、インプットしたもの（学び）をアウトプット（教える）することが、スキルアップの近道だと感じています。機会を見つけて、ぜひ院外へ飛び出してみましょう。

[協力者一覧]
本書にご協力くださった「内藤組」の皆さん

名前（所属）	名前（所属）
小笠原絢子 （入江病院）	半田英里子 （兵庫医科大学病院）
雑賀逸平 （兵庫医科大学病院）	伊藤節代 （兵庫医科大学病院）
村上友美 （兵庫医科大学病院）	勝部真由美 （兵庫医科大学病院）
武田太郎 （兵庫医科大学病院）	渡瀬美恵子 （舞鶴共済病院）
小倉素子 （兵庫医科大学病院）	辻　陽子 （京都第二赤十字病院）
廣中貴大 （兵庫医科大学病院）	宇野友美 （宇治徳洲会病院）

謝辞

　本書の執筆にあたりご協力をいただいた「内藤組」メンバーとの出会いは、京都府看護協会という私にとってのサードプレイスでの越境学習がきっかけでした。研修のファシリテーターとして、各病院から協力者が集まったのです。まるで初対面とは思えない関西のノリツッコミで溢れた講師控室の雰囲気は、今でも忘れられません。

　あれから4年。それぞれの施設での活躍はもちろんのこと、一緒に各地の研修でファシリテーターを務めたり、今では私にとって研鑽をし合うとても素晴らしい仲間です。内藤組の皆さんには、改めて感謝申し上げます。

　内藤組と一緒に学んでみたい皆さん、ぜひお声掛けください。指導者も学習者も、ともに学び、ともに育ち、ともに歩んでいける、そんなWin-WinでHappyな教育の循環を、一緒に全国へ広げていきましょう。

2017年2月

　　　　　　　　　　　　　　　　　　　　　　　　　　　内藤知佐子

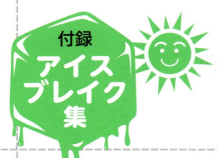

付録 アイスブレイク集

全てに共通することは「指導者からスタートすること」です。自分（ファシリテーター）がどんな人かをまずは知ってもらうことで、安心・安全な場を提供することを心がけましょう。

本当に見えているかな？1円玉を書いてみよう！

テーマ 観察　**所要時間** 5分　**準備するもの** 1円玉

●進め方
1. 自分がこうだと思う1円玉の大きさを、資料の空いているスペースに描いてください。
2. 実際の1円玉を配りますので、今描いた円の上に当て、周囲をなぞってください。
3. どのくらい差があったかを確認をしましょう。周囲の仲間とも共有してください。

POINT いつも目にしているはずの1円玉ですが、大きさなどは意外とよく見ていないことに気づきます。「観察」に意識を集中させてトレーニングしたいときのアイスブレイクにおすすめです。

○○を漢字一字で表現してみよう！

テーマ 自己開示　**所要時間** 10分程度
準備するもの ホワイトボード、または模造紙、付箋とサインペン

●進め方
1. ○○を象徴する漢字を一字書いてください（○○には例として「今年を象徴する漢字」「看護」「自分」などを入れる）。
2. なぜその漢字にしたのか、順番に発表をしてもらいます（1分間ずつ）。

POINT 漢字に込められた思いやエピソードを公表することで、自己開示や個人の価値観を共有する時間にします。学習者の発言が少ない場合にはファシリテーターが質問し、背景を掘り下げたり、場を盛り上げることが肝心です。

愛して止まないもの

テーマ 自己開示　　**所要時間** 15分　　**準備するもの** 椅子

●進め方
1. これから自己紹介をしてもらいます。所属と名前のあとに、自分の「愛して止まないもの」をつけてください。ただし、言える範囲でOKです。
2. まずは30秒時間をとりますので、愛して止まないものを思い浮かべてください。
3. それでは、一人ずつ発表をしてもらいます。発表時間は1分程度です。
4. 他の皆さんは、「もっと知りたい!」という態度で聴きましょう。もちろん、質問もOKです。

POINT　通常、初対面の人にはあまり語らないことを、あえて話す機会をもち、互いの心理的距離を近づけることがねらいです。発表の中で互いの共通点が見られると、より親近感がわいてくるでしょう。発表の際には、互いの発表に対しどんどん質問し合うことを勧め、ファシリテーターからも積極的に掘り下げた質問をし、具体的な情報を引き出していくようにします。ただし、言いたくないことは無理に言わなくてもよいことを事前に伝えておきます。「質問すること」を通して「あなたのことをもっと知りたい」というメッセージを伝えることを心掛けましょう。

指相撲

テーマ メンタルモデルの共有　　**所要時間** 3分　　**準備するもの** タイマー

●進め方
1. 今から、指相撲をしてもらいます。二人でペアになってください。
2. 時間は1分間です。相手の親指を押さえたら1回とカウントしてください。
3. 1分間で何回押さえられるか、カウントしてください。

POINT　短い体験を通して、メンタルモデル(個々がもつイメージ)はそれぞれ違うこと、いかにそれを言語化し共有できるかが、チーム活動においては要となるのかを学びます。「指相撲」と聞くと勝負をイメージしがちですが、相手と協力し押さえ合いができると回数は増していきます(詳細はP 116 参照)。

索 引

(太字はIto Teacher's Lecture)

欧文

αテスト 23, 94
βテスト 23, 94
Active learning(アクティブラーニング)
　　　　　　　　　　　　　　11, **87**
ADDIEモデル 33
Affinity grouping(アフィニティ・グルーピング)
　　　　　　　　　　　　　192, **193**
Ainsworth MDS(エインスワース) 10
ALACTモデル 178, **180**, 204
ARCS-Vモデル(動機づけモデル)
　　　　128, 130, 132, 143, 231
Attention(注意) 128, 129, 130
Bloom BS(ブルーム) 53
Briefing(ブリーフィング) **102**
Buzz Group(バズ・グループ) 215, **217**
Check in(チェックイン) 116, **118**
Confidence(自信) 129
DASH® 237
Debriefing(デブリーフィング)
　　　72, **74**, 171, 178, 214
Flipped classroom(反転授業) **62**
Gamification(ゲーミフィケーション)
　　　　　　　　　　　　　105, **106**
GAS法 78, 186
Gibbs G(ギブス) 225
Googleドライブ™ 39
Ground rule(グランドルール)
　　　100, 111, 121, **123**
Group dynamics(グループ・ダイナミックス)
　　　　　　　　　　　　　　63, **66**
Group grid(グループ・グリッド) **193**
INACL 237
Instructional Design
　(インストラクショナルデザイン) 30, **33**
Intraverbal(イントラバーバル) 215, **216**
Keller JM(ケラー) 129
Knowles MS(ノールズ) 11
Korthagen FAJ(コルトハーヘン) 178, 181
Lave J(レイブ) 112
Legitimate peripheral participation
　(正統的周辺参加) 110, **112**
Maslow AH(マズロー) 219
McTighe J(マクタイ) 84
Mental model(メンタルモデル) 117, **118**
OJT 48
OSAD 237
―― のデブリーフィング内容 239
PDCAサイクル 47, **49**
Plus/Delta 78, 186
Prompting(促進, プロンプティング)
　　　　　　　　151, 152, **164**
Pygmalion effect(ピグマリオン効果)
　　　　　　　　　　　　　　5, **144**
Readiness(レディネス) 31, **33**
Relevance(関連性) 129, 132, 143
Role playing(ロールプレイ) **79**
Rosenthal R(ローゼンタール) 144
Rothwell(ロズウェル) 48
Rubric(ルーブリック) **88**
RUMBA 54
Satisfaction(満足感) 129
SBAR 55
Schön DA(ショーン) 225
Secure Base(セキュアベース) 10
SimMon® 62
Situated Learning(状況的な学習) 112
Skinner BF(スキナー) 56, 216
Small steps(スモールステップ)
　　　　　　　　36, 55, **56**, 83
Structured Problem Solving
　(ストラクチャード・プロブレム・ソルビング)
　　　　　　　　　　　　　195, **196**
TAPPS(タップス) 215, **217**
Taxonomy(タキソノミー, 目標の分類体系)
　　　　　　　　　　　　　　　　53
Team building(チームビルディング)
　　　　　　　105, **106**, 119, 134
Team matrix(チーム・マトリックス)
　　　　　　　　　　　　　193, **194**
Think Pair Share(シンク・ペア・シェア)
　　　　　　　　　　　　　215, **216**
Volition(意志) 129, 231
Vygotsky LS(ヴィゴツキー) 232
Wenger E(ウェンガー) 112

250

Wiggins G(ウィギンズ) 84
Word webs(ワード・ウェッブ) 193,**194**
Workplace Learning
　(ワークプレイスラーニング) 47,48

和文

あ

合図 152,154
アイスブレイク 100,114,247
アイランド型 67
アクティブラーニング(Active learning)
　　　　　　　　　　　　　11,**87**
値出し 156
アフィニティ・グルーピング(Affinity grouping)
　　　　　　　　　　　192,**193**
アンケート 36
安心・安全な学習の場 104,141
安全基地 10
安全欲求 219

い

威圧感 158
意志(Volition) 129,231
椅子の位置 69
色ペン 189
インシデントレポート 34
インストラクショナルデザイン
　(Instructional Design) 30,**33**
イントラバーバル(Intraverbal) 215,**216**

う

ウィギンズ(Wiggins G) 84
ヴィゴツキー(Vygotsky LS) 232
ウェンガー(Wenger E) 112
動きを読む 164
エインスワース(Ainsworth MDS) 10

え

越境学習 244

お

オープンクエスチョン 200
教えることは二度学ぶこと 9,245

か

外発的動機づけ 35
学習環境 57
　―― の説明 101,124
学習者個々への関わり
　　　　　　　　109,162,165,220
学習者のニーズ 14,30
学習態度 107
学習の意欲 **50**
学習の転移 225,**226**
学習の場 102
　―― の価値 143
学習のピラミッド 10,245
　―― とファシリテーション 11
課題 23,25
　―― の抽出 22
　―― の提示 101
考えるファシリテーター 87
観察 247
患者情報の整合性 92
関連性(Relevance) 129,132,143

き

机上シミュレーションの落とし穴 226
ギブス(Gibbs G) 225
逆向き設計 82,**84**
キューイング 150,152,156
教育方法・教育方略の検討 46
強化学習 16,**172**
教師期待効果 5
協同学習の技法 215
切り替え 176,182
緊張と学習効果 113

く

空間デザイン 67
グランドルール(Ground rule)
　　　　　　100,111,121,**123**
グループ・グリッド(Group grid) 193
グループサイズ 63
グループ・ダイナミックス(Group dynamics)
　　　　　　　　　　　　63,**66**
グループへの貢献度 63,66
クローズドクエスチョン 200

け

ゲーミフィケーション（Gamification）
　　　　105，**106**
結果承認　15
ケラー（Keller JM）　129
言語化　197
言語行動　216
検知→認知→判断→行動　186
　── の4つのステップ　43，47，**48**

こ

構造的な振り返り　78，186，198
行動・思考の整理　176
行動レベルでの学び　224
コーディネート力　59
ゴール　55，96，132
コルトハーヘン（Korthagen FAJ）
　　　　178，181
コンディションの確認　118

さ

サークル型　67
サードプレイス　244
最近接発達領域　231，**232**
作戦会議　101，141，168
参加度を高める　105

し

軸を意識した問い　198
思考を掘り下げる　202
自己開示　116，247，248
事後課題　233
自己実現欲求　219
事実承認　15
指示待ちナース　72
自信（Confidence）　129
事前課題　32
事前・事後資料　23，27
失敗体験だけ　228
指導者の樹　4
シナリオサンプル　24
シナリオ説明　100
シナリオ作りの思考過程　23
シミュレーション教育　ⅲ

シミュレーター　126
指名　138
社会的手抜き　63，66，221
社会的欲求　219
ジュベール　9
準備物品　23，26
状況的な学習（Situated Learning）　112
消極的な学習者　109，220
省察　178，225
承認　172
承認欲求　15，218
ショーン（Schön DA）　225
事例　23，25
シンク・ペア・シェア（Think Pair Share）
　　　　215，216
シングル・ループ　73，222
シングル・ループ学習　**75**
心理的な壁　107
心理的な負担　137，141

す

図解のツール　192
スキナー（Skinner BF）　56，216
スクール型　67
ストラクチャード・プロブレム・ソルビング
　（Structured Problem Solving）
　　　　195，**196**
スモールステップ（Small steps）
　　　　36，55，**56**，83

せ

成功体験　190，228，231
成人学習理論　11
成人教育のコツ　11
正統的周辺参加（Legitimate peripheral
　participation）　110，**112**
生理的欲求　219
セキュアベース（Secure Base）　10
設営　93
積極的すぎる学習者　162
積極的になれる条件　103
セッションを止める　151，170

そ

促進(プロンプティング, Prompting)
　　　　　　　　　　151, 152, **164**
尊重欲求　219

た

体験型学習　107, **108**
対象の抽出　22
代用教材　60
タキソノミー
　(Taxonomy, 目標の分類体系)　53
タップス(TAPPS)　215, **217**
ダブル・ループ　73, 222
ダブル・ループ学習　**75**

ち

チームビルディング(Team building)
　　　　　　　　105, **106**, 119, 134
チーム・マトリックス(Team matrix)
　　　　　　　　　　　　193, **194**
チェックイン(Check in)　116, **118**
チェックリスト　88
注意(Attention)　128, 129, 130
忠実性(フィデリティ)　**57**

つ

つかみ　128

て

ティーチング　93
提示する値　23, 26
テーマの設定　22
適度な緊張感　113, 137
テクニカルスキル　121
テストラン　23, 91
デブリーフィング(Debriefing)
　　　　　　72, **74**, 171, 178, 214
デブリーフィングガイド　23, 28, 76, 79
　——の失敗例　79
デブリーファー　171, 184

と

問い　85, 197
動画(ビデオ)　173, 191

動機づけ

動機づけ　**35**, 51, 129
動機づけモデル(ARCS-Vモデル)
　　　　　128, 130, 132, 143, 231
到達度の評価　88
導入　128
トップバッター　138

な

内発的動機づけ　35
なりきりインタビュー　119

に

ニーズをとらえたシナリオの条件　45

ね

ネタバレ　50, 131

の

能動的学習　11, 15
ノールズ(Knowles MS)　11
ノンテクニカルスキル　121
ノンバーバルコミュニケーション　144, 221

は

パーティション　68, 70
配役　101
バズ型　67
バズ・グループ(Buzz Group)　215, **217**
発言の多様性　202
発達の最近接領域　231, **232**
場の力　214
パフォーマンス評価　90
ハプニング　211
半円型　67
板書のテクニック　190
反転授業(Flipped classroom)　**62**

ひ

ピグマリオン効果(Pygmalion effect)
　　　　　　　　　　　　　5, **144**
ビデオ(動画)　173, 191
評価ツール　88
氷山モデル　**178**, 204, 207

253

ふ

ファシリテーション　ⅲ, 11
ファシリテーター　ⅲ, 152
　── 自身の振り返り　243
　── に求められるリーダーシップ　158, **160**
　── のガイドライン　236
　── の準備　23
　── の配置　63
　── の評価ツール　236
ファシリテーター型指導者になるための7つの心構え　3, 5
ファシリテーターマインド　2
フィデリティ(忠実性)　**57**
付箋　190
ブリーフィング(Briefing)　**102**
振り返り　72, 74, 145, 171
ブルーム(Bloom BS)　53
プロンプティング(促進, Prompting)　151, 152, **164**

ほ

報酬　17, 172
ホワイトボード　68, 70, 189

ま

前向きな脱線　211, 222, 229, 230
マクタイ(McTighe J)　84
マズロー(Maslow AH)　219
　── の承認欲求　15, **219**
満足感(Satisfaction)　129

み

見える化　176, 185
見る係　145

め

メタ認知力　74, **75**
メンタルモデル(Mental model)　117, **118**
　── の共有　248

も

模擬患者　126
　── の演技　23, 26, 92, 161, 166, 169

目標　23, 25, 132, 134
　── の共有　100
　── の再確認　176, 184
　── を提示される順序　91
目標の分類体系
　(タキソミー, Taxonomy)　**52**
　── と深度　**53**
モチベーション　35

や

役割分担　23, 26
やる気　35

ゆ

指相撲　116, 248

ら

ライブ感　153

り

リアリティ(臨場感)　**57**, 124
リーダーファシリテーター　64, 71
リフレクション　87, **225**
リフレクティブサイクル　**224**

る

ルーブリック(Rubric)　**88**

れ

レイブ(Lave J)　112
レーティングスケール　88
レディネス(Readiness)　31, **33**
　── の差　36

ろ

ローゼンタール(Rosenthal R)　144
ローゼンタール効果　5
ロールプレイ(Role playing)　**79**
ロズウェル(Rothwell)　48

わ

ワークプレイスラーニング
　(Workplace Learning)　47, 48
ワード・ウェッブ(Word webs)　193, **194**
ワクワク　128, 130

困った！場面別索引

❶…Prologue　❸…Epilogue

ファシリテーターのお困り	解決！	スキルNo./ページ
答えを誘導してしまう、強制的になってしまう		
□ 知らぬまに自分の考え方に誘導してしまう	→ 誘導になるピットフォールを押さえよう	❸ 85
□ 思った答えが返ってこない	→ 問いの切り口を具体的にしておこう	❸ 85/ ⓯197
□ 強制せずに学習を促したい	→ ニーズをとらえ能動的学習を引き出そう	℗ 15/ ❶ 30, 34
	→ 動機づけモデルで関心を引き出そう	❼ 128
	→ 目標を学習者自身のものにしてもらおう	❼ 132/ ❾143
	→ 承認欲求を満たす働きかけをしよう	℗ 15/ ⓬172 ⓰ 218
消極的な学習者にイライラしてしまう		
□ グループ全体が消極的な雰囲気	→ アイスブレイクを活用しよう	❻ 114, 119
	→ メンバー編制や配置を工夫しよう	❷ 63
	→ 安心・安全な学習の場を提供しよう	❺ 104/ ❻124
□ 一人だけが消極的	→ 消極的な学習者の特徴を見抜こう	❺ 107/ ❻127/ ⓰ 221
□ つい、ファシリテーターばかりが話しすぎる	→ "巻き込むスキル"を身につけよう	❺ 105 ⓰ 215
□ 学習者同士のレベルの差が明らかになり、互いに引き気味になる	→ レディネスを整えておこう	❶ 31, 33
	→ グループの力、場の力を活用しよう	❷ 63/ ⓰214
現場で活かせる研修をしたい		
□ 評価方法がわからない	→ 評価について検討しよう	❸ 88
□ 目標の立て方が難しい	→ スモールステップやタキソノミーを活用しよう	❷ 52, 55
□ 現場で活かされているのか不安	→ 現場のニーズをとらえよう	❶ 36, 40
	→ 現場へつなぐ働きかけをしよう	⓱ 223, 224, 227
誰も答えてくれない、動いてくれない		
□ 態度が明らかに悪い（やる気がない？）	→ 個々の特徴をとらえた関わり方をマスターしよう	❻ 107, 109
□ 意見を言わない（話し合いが始まらない）	→ 何を聞かれているのかが伝わっていないのでは？	❸ 85/ ⓯197/ ⓰ 220
□ 学習者が思考停止している	→ セッション中は待ちすぎないことも大事	⓫ 170
	→ 「問いかけ方」を見直そう	⓰ 215
	→ 促進のコツを知ろう	⓫ 165, 168, 169